I AM 丹提斯特口腔科普团队　作品

小牙医漫谈

许俊卿　主编

SPM 南方出版传媒

广东科技出版社 | 全国优秀出版社

·广州·

图书在版编目（CIP）数据

小牙医漫谈 / 许俊卿主编. —广州：广东科技出版社，2017.4 （2019.6重印）
ISBN 978-7-5359-6689-6

Ⅰ.①小… Ⅱ.①许… Ⅲ.①口腔保健—普及读物 Ⅳ.①R78-49

中国版本图书馆CIP数据核字（2017）第038395号

小牙医漫谈　Xiaoyayi Mantan

责任编辑：马霄行　曾永琳
封面设计：友间文化
责任校对：蒋鸣亚
责任印制：彭海波
出版发行：广东科技出版社
　　　　　（广州市环市东路水荫路11号　邮政编码：510075）
http://www.gdstp.com.cn
E-mail: gdkjyxb@gdstp.com.cn（营销）
E-mail: gdkjzbb@gdstp.com.cn（编务室）
经　　销：广东新华发行集团股份有限公司
排　　版：广州市友间文化传播有限公司
印　　刷：广州一龙印刷有限公司
　　　　　（广州市增城区荔新九路43号1幢自编101房　邮政编码：511340）
规　　格：889mm×1194mm　1/16　印张10　插页2　字数300千
版　　次：2017年4月第1版
　　　　　2019年6月第2次印刷
定　　价：40.00元

小牙医漫谈

编委会

主 编

许俊卿

副主编

黎 琳

编 委

杨 乐　王 茜　刘远翔　黄伟曼

谢震宇　黄佩珊　欧展鹏　喻 奕

曾 滨　戴霜叶　王文铄

　　在今年8月结束的全国卫生与健康大会上，习近平总书记强调，要把人民健康放在优先发展的战略地位，努力全方位、全周期保障人民健康。口腔健康是全身健康的重要组成部分，被世界卫生组织列为人体健康的十大标准之一。随着口腔卫生工作者长期致力于口腔疾病预防和健康教育，人们对口腔健康重要性的认识进一步加强，对口腔保健、口腔疾病治疗的需求越来越高，但是口腔疾病仍然是非常普遍的健康问题。现阶段我国平均每1万人只拥有1名口腔医师，口腔医疗资源非常匮乏。只有坚定不移地贯彻预防为主的方针，才能最大程度地提高人民的口腔健康水平。口腔专科的一大特点就是分科较细、内容庞杂，专业性很强的医学书籍往往使人望而生畏，因此，权威且浅显易懂的口腔医学科普读物是人民群众所期盼的。

　　中山大学光华口腔医学院的12位学生，包括博士、硕士、本科生，历时2年，在附属口腔医院各科专家教授的指导下，手绘了100多幅口腔科普漫画，附上专业说明文字，编成《小牙医漫谈》一书，邀我作序。当我仔细翻读这本既生动有趣又科学严谨的科普读物时，感到一种知识的美味、时代的气息、青春的活力、才华的光芒。在全国大多数口腔科普都停留在宣教、讲座的时候，这群可爱的小牙医创作的科普漫画一改科普读物严肃的面孔，显得格外珍贵。

希望《小牙医漫谈》不但能让大人和孩子感受到读书的趣味，也能将口腔健康知识以有趣的，甚至很酷的形式传播给大家，从而使更多人护牙爱牙、提高生活品质！

中山大学光华口腔医学院

附属口腔医院院长　程斌

2016年10月19日

我院师生信奉"上医治未病"的理念，一直致力于"爱牙护齿"宣教义诊，提高民众的口腔健康水平和意识，减少社会医疗资源的支出和患者的痛苦。"爱牙护齿"宣教义诊服务队从2004年开始一直践行"我们要做您身边的口腔卫士"，积极开展宣教义诊活动，从幼儿园、小学、中学到大学，从粤西到粤东，从山区到渔村，足迹遍布广东省近百校园与乡村。今年6月，2009级七年制毕业生杨乐等还主动申请上青藏高原林芝地区的中学宣教义诊，把口腔健康的观念送达民族地区。服务队由学生科老师带队，预防科医生全员培训学生志愿者，保证服务队专业水准。12年来，宣教义诊服务队开展了口腔健康咨询、口腔疾病免费治疗、口腔健康讲座及口腔保健品派发等项目，服务人群达10万人次。服务队成员每次去宣教义诊回来都感触良多，很多群众的口腔健康状况很差，也有不少人表示自己从来不刷牙。口腔疾病是越到后期越严重，消耗的医疗资源越多。为了能让更多人了解口腔健康知识，服务队中会绘画的高年级本科生以及硕士、博士研究生想到用漫画的形式，通过新媒体迅速传播口腔健康知识，于是于2012年开通了口腔科普"I AM 丹提斯特"微信公众号，把口腔健康问题用直观易懂的漫画形式表现出来，让大众足不出户，随时随地在网上就能获取口腔健康知识，实现了线下、线上的立体多维科普。"爱牙护齿"服务队从2012年至2015年连年获评"广东省优秀服务队"，荣获"广东省校园文化活动二等奖"，入选"中山大学社会实践精品项目"及"985"专业与社会实践子项目，2016年成为广东省高校学生事务管理精品项目。

口腔科普"I AM 丹提斯特"微信公众号自开办以来，社会各界反响很大，其中"牙医把牙齿洗坏了吗"这期的点击量达3万，中华口腔医学会科学普及部立项支持，广东省疾病控制中心请我们创作漫画作为小学生的作业本封面，很多医院也来约稿。既然漫画这么受大众欢迎，我们团队想到如果把新媒体上的漫画印刷成纸制书，会更加方便家长以讲故事的方式给小朋友讲解，在让小朋友懂得口腔健康知识的同时，家长也会受到普及，一举两得。而且最需要普及口腔健康观念的山区孩子，往往上网不方便，而纸制书方便我们到山区义诊的时候带去派发。我们把想法向中山大学学生处反映，马上得到学校的认可，出版口腔科普漫画集被列入中山大学学生第二课堂重点项目给予经费支持。

目前这些漫画作品，虽然都经过中山大学附属口腔医院的专家审阅修订，但毕竟原图还是由我院一班热心公益的青年口腔医学生绘制出来的，故将文集冠以"小牙医漫谈"。

中山大学光华口腔医学院附属口腔医院

党委副书记　许俊卿

目录

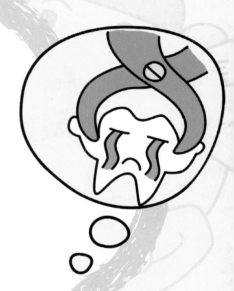

035 第二章 牙齿的修复

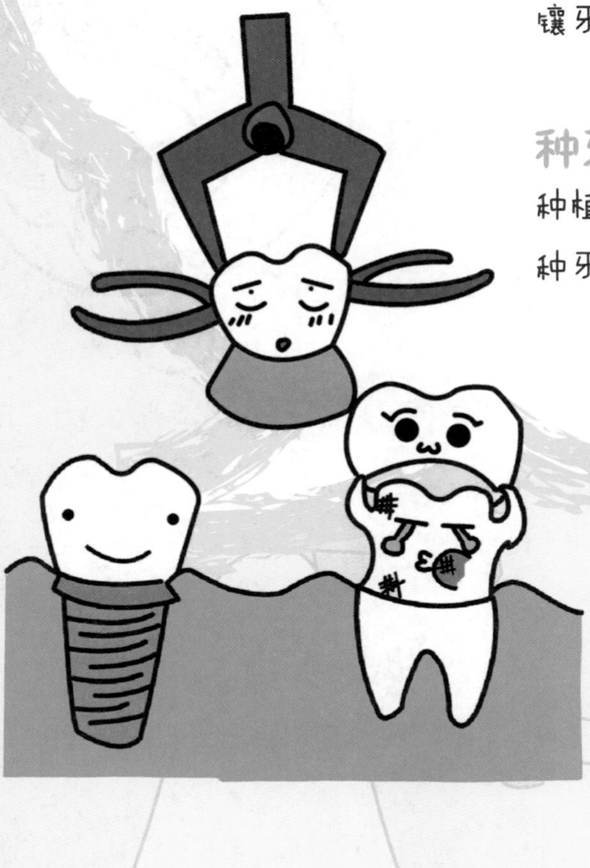

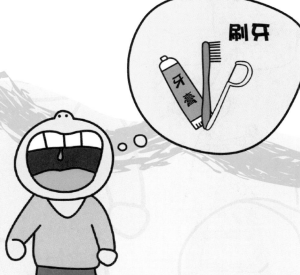

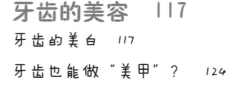
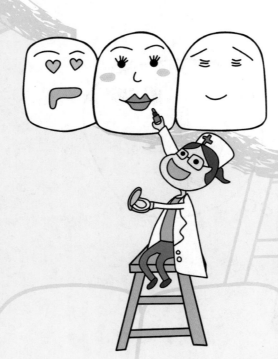

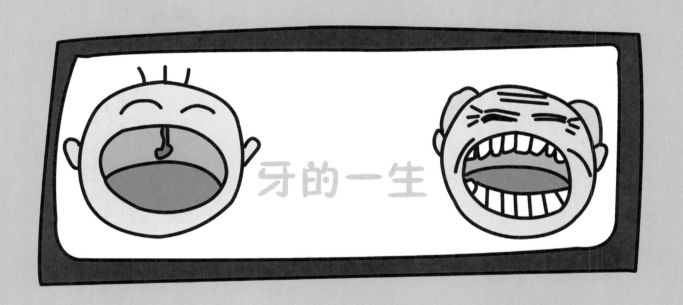

牙的一生

作者：西牙医　后期：PS

确切地说牙有"二生"。

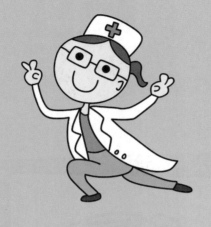

第一生是乳牙，
出生6个月左右，
第一颗乳牙萌出，
至2岁左右所有乳牙萌出完毕。

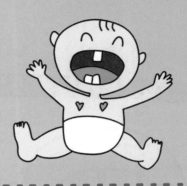

第二生是恒牙，接替乳牙工作，
6~12岁工作交接完毕。

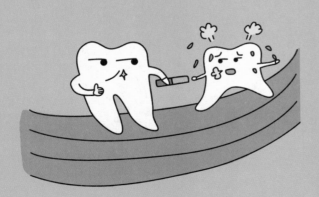

在20岁左右智齿也出来蹦跶，
当然不是人人都长智齿的。

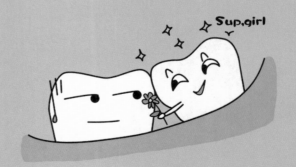

牙的出生方式只有一种，
但死法却各有不同。

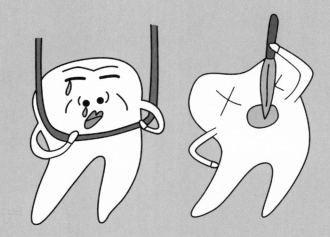

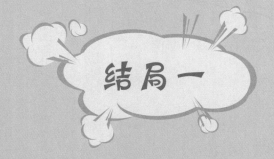

结局一

烂牙烂到无法修复……

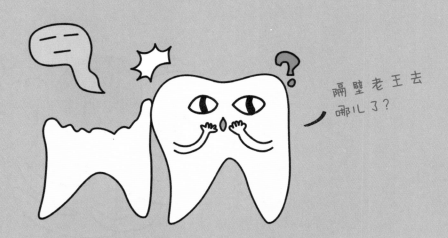

隔壁老王去
哪儿了？

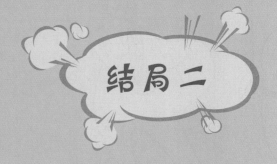

结局二

被牙石"吃完"牙肉和骨头后牙齿脱落……

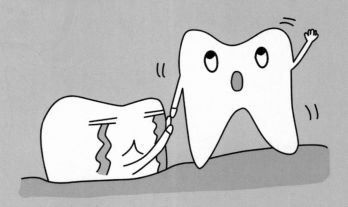

结局三

运动时不戴保护牙套，牙被撞飞……

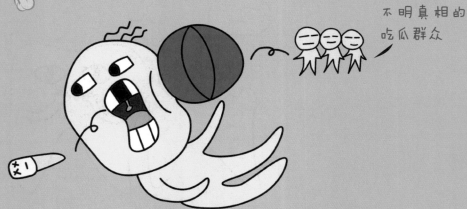

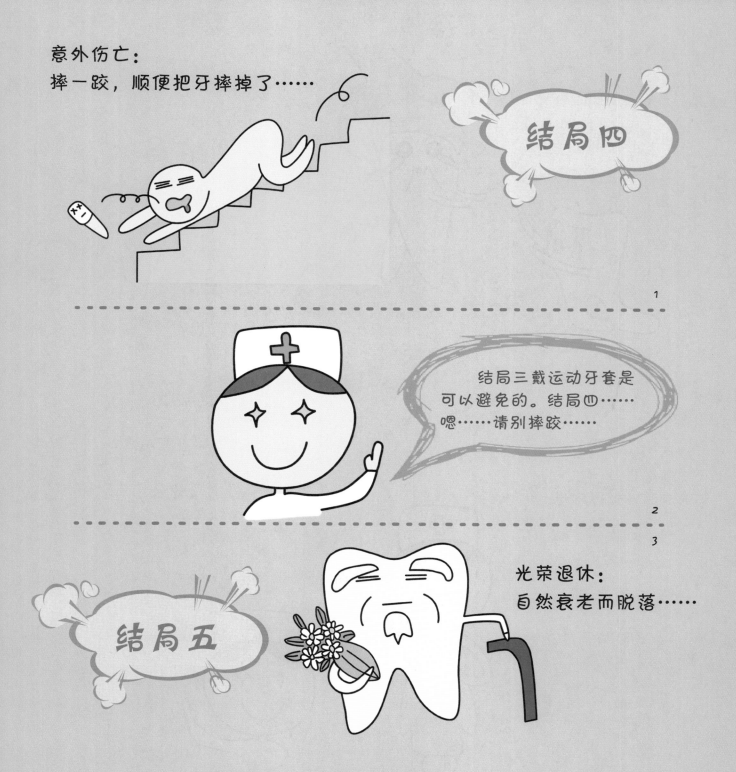

灿烂而有意义的牺牲！

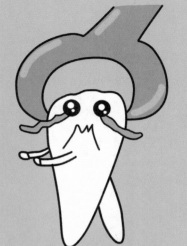

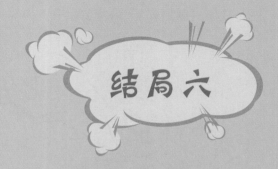

结局六

矫牙需要，或智齿位置不佳而被拔掉……

然而，人们常让牙齿提前死亡。
失去后才懂得珍惜。

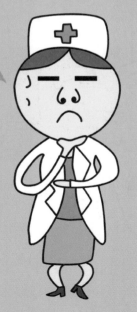

为何不早点预防呢？
本漫画将告诉你，如何更好地保护牙齿，让牙齿不枉此生！

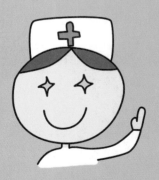

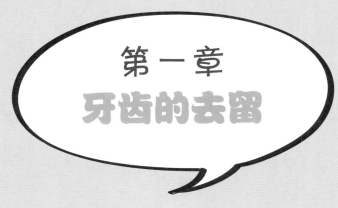

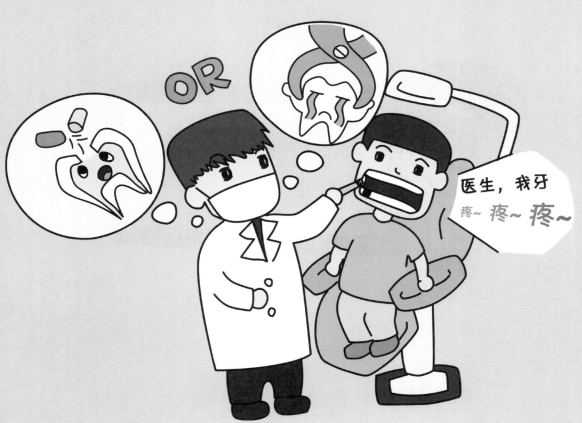

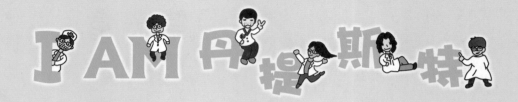

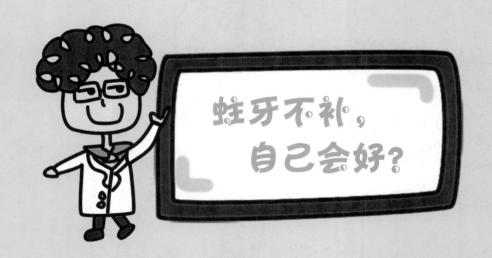

蛀牙不补,
自己会好?

作者:西牙医　后期:PS

有一天，在羊牙医的诊室里……

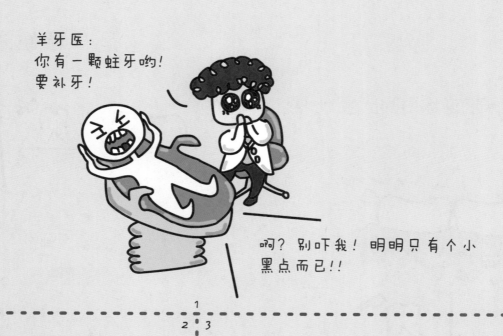

羊牙医：
你有一颗蛀牙哟！
要补牙！

啊？别吓我！明明只有个小黑点而已！！

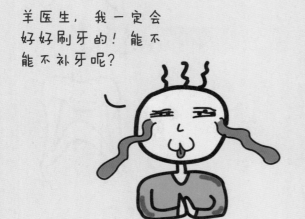

羊医生，我一定会好好刷牙的！能不能不补牙呢？

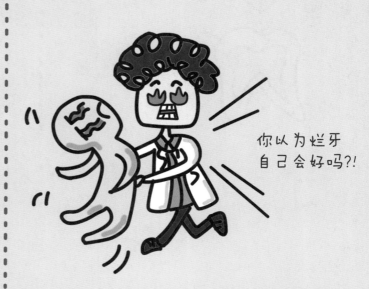

你以为烂牙自己会好吗？!

这是健康的牙齿······

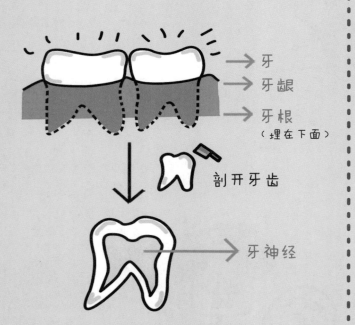

→ 牙
→ 牙龈
→ 牙根
（埋在下面）

剖开牙齿

→ 牙神经

这是一颗蛀牙······

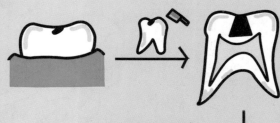

step 1: 羊医生去掉
烂牙部分。

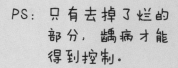

PS: 只有去掉了烂的
部分，龋病才能
得到控制。

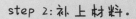

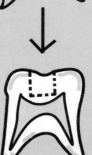

step 2: 补上材料。

如果烂到了牙神经……

发炎的牙齿内压力增高，就像高压锅里的气体无处释放，令人疼痛难忍……

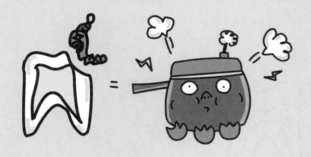

羊牙医开始根管治疗：钻开牙齿，释放压力，疼痛解除。

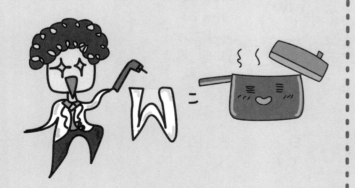

你以为根管治疗结束就完事了吗？

嘿嘿，牙齿里面只是细菌和腐烂的牙神经……

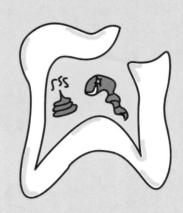

牙齿还需要一系列后续治疗，这需要几次复诊呢……

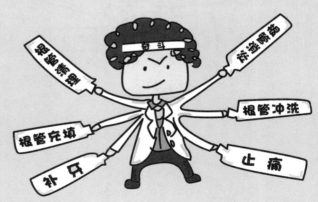

1
2
3

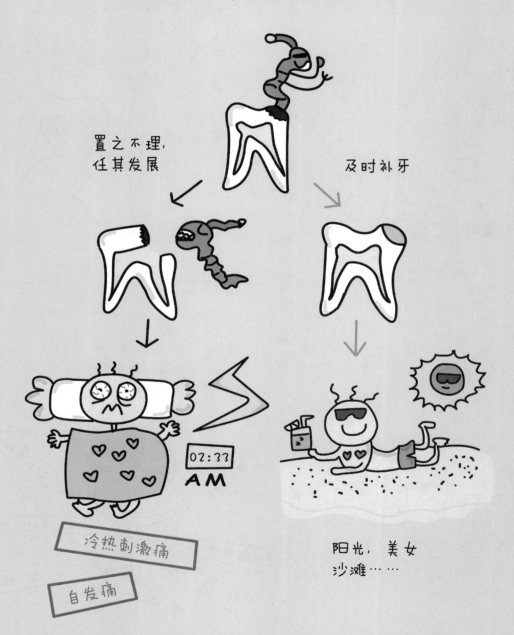

遇到蛀牙，你有两种选择……

置之不理，
任其发展

及时补牙

冷热刺激痛

自发痛

阳光，美女
沙滩……

所以说,
半年到一年 要检查一次口腔,
平时要注意口腔卫生.
有蛀牙要及时补了哟!
不要等到痛了,
要做根管治疗的时候
才想起羊医生.

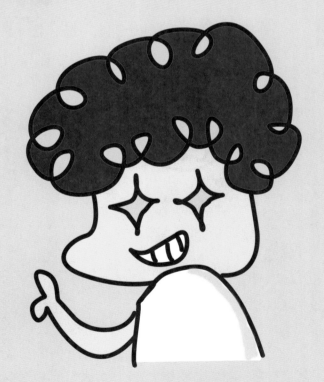

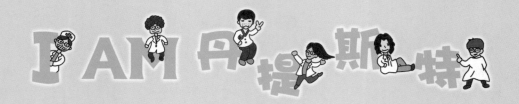

I AM 丹提斯特

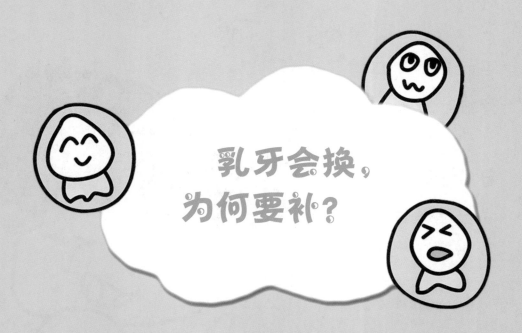

乳牙会换，
为何要补？

作者：非常曼　后期：PS

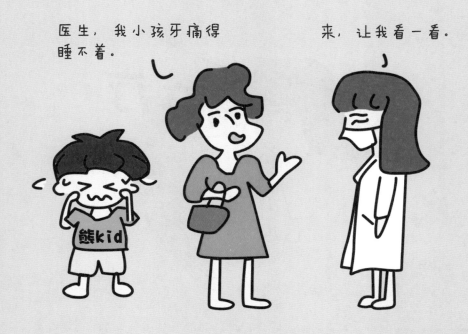

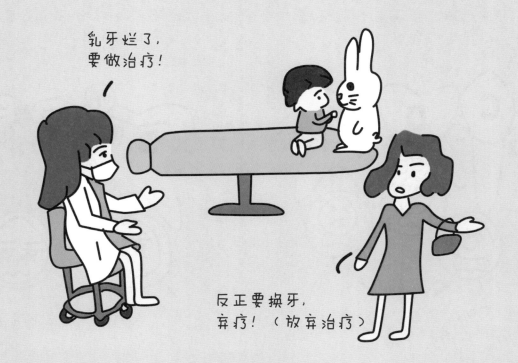

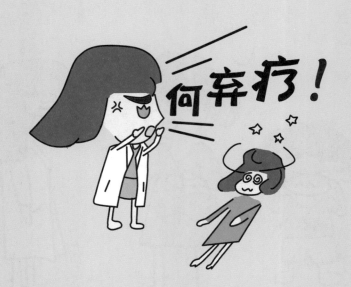

乳牙下方长着恒牙胚，恒牙胚会逐渐发育萌出长成恒牙。

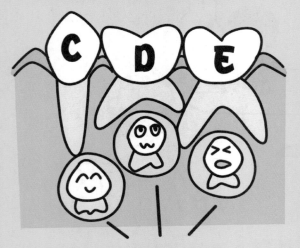

烂牙不及时治疗，炎症会危及下方恒牙胚。

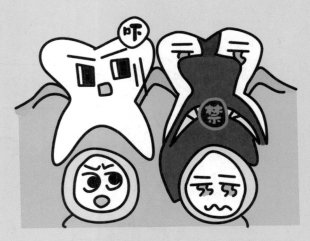

乳牙与恒牙息息相关，
不要有侥幸心理，
让我们来治疗这颗牙吧！

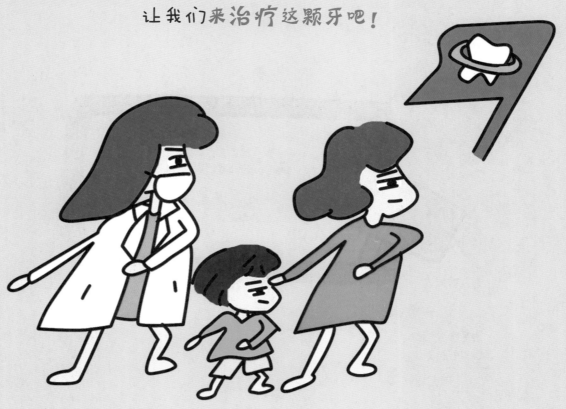

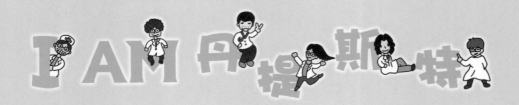

I AM 丹提斯特

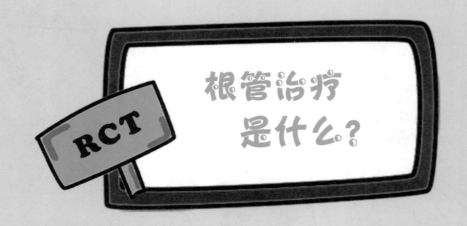

RCT

根管治疗
是什么？

作者：刘大翔　后期：PS

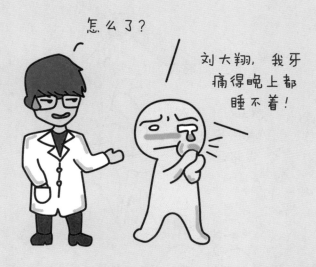

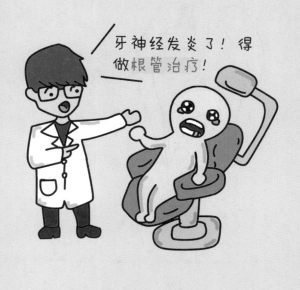

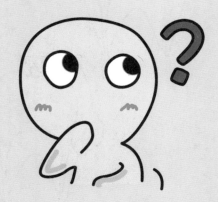

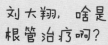

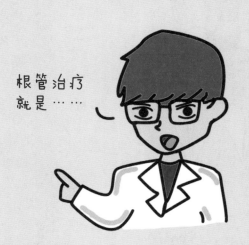

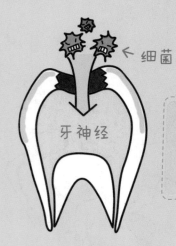

← 细菌

牙神经

蛀牙烂到牙神经，细菌一下子就跑进去了呢！

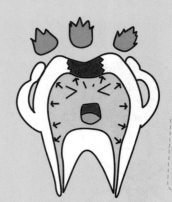

牙神经发炎导致疼痛难忍！

1
2 3

开始根管治疗

① 第一次就诊……

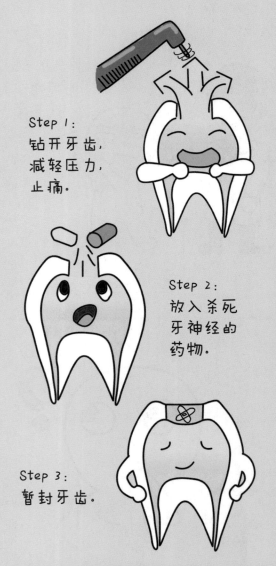

Step 1:
钻开牙齿，减轻压力，止痛。

Step 2:
放入杀死牙神经的药物。

Step 3:
暂封牙齿。

疼痛缓解，不要以为治疗就结束了……

② 第二次就诊……

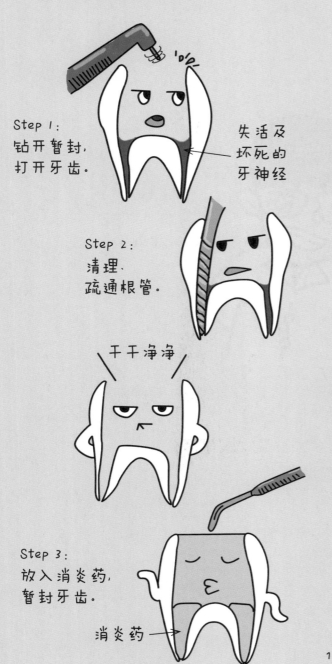

Step 1:
钻开暂封,
打开牙齿。

失活及
坏死的
牙神经

Step 2:
清理、
疏通根管。

干干净净

Step 3:
放入消炎药,
暂封牙齿。

消炎药

③ 第三次就诊……

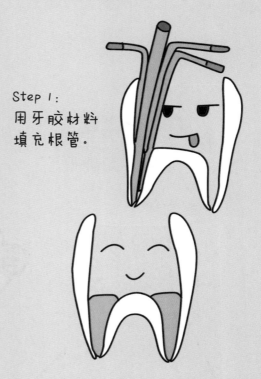

Step 1:
用牙胶材料
填充根管。

这样就不会有细菌再进去了!

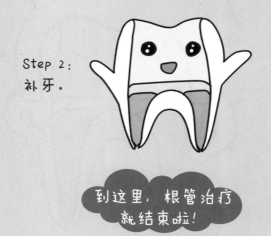

Step 2:
补牙。

到这里, 根管治疗
就结束啦!

1 2

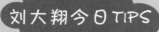

刘大翔今日TIPS

做完根管
治疗后的牙齿
容易咬断，建
议做牙套保护！

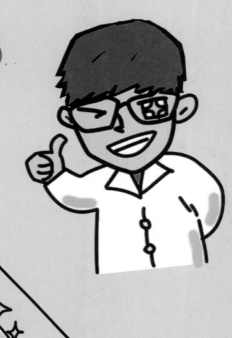

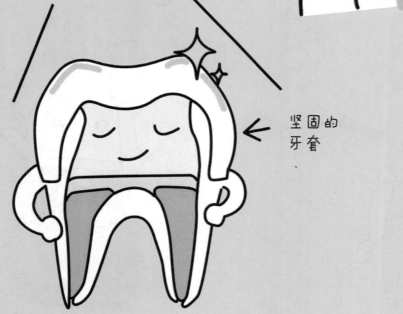

坚固的
牙套

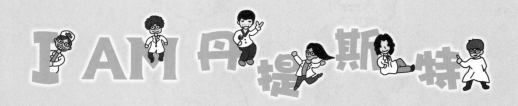

孕妇的
口腔治疗

作者：刘大翔　后期：PS

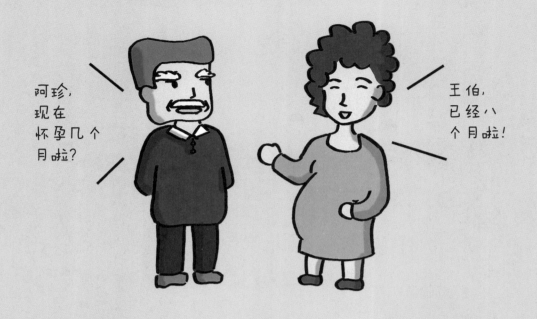

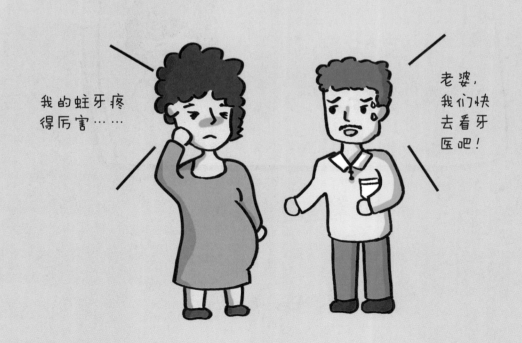

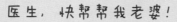

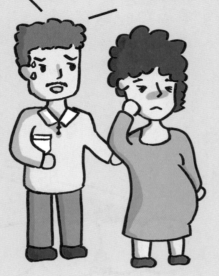

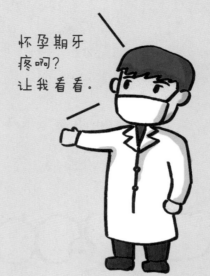

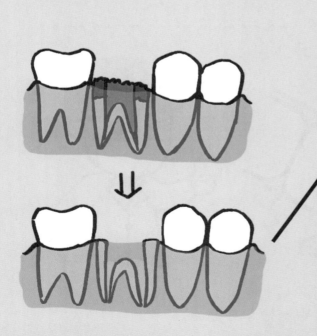

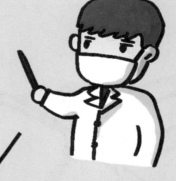

建议怀孕前做全面的
口腔检查，进行必要的口腔治疗
（洗牙、治疗患牙、拔除患牙等）。

怀孕期间，由于激素水平
变化和细菌感染，
可能发生妊娠期龈炎。

因此更要注意
牙间隙的清洁。

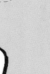

牙龈红肿、增生

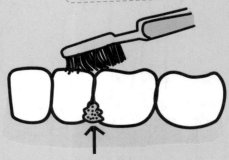

普通牙刷不易清洁

1
2

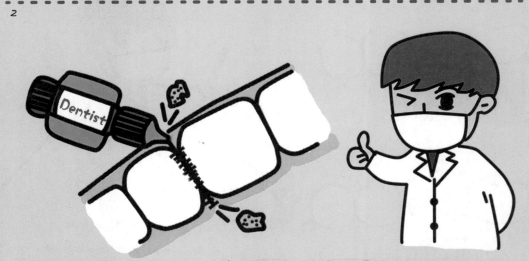

此时，使用牙线或者牙间刷能
有效预防妊娠期龈炎的发生！

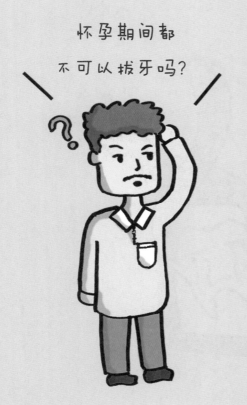

怀孕期间都
不可以拔牙吗?

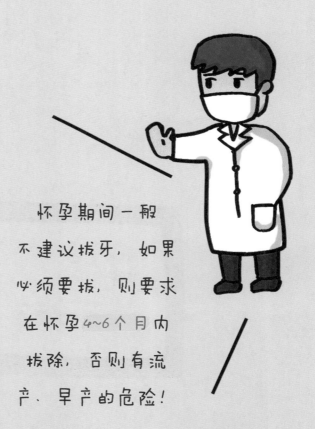

怀孕期间一般
不建议拔牙,如果
必须要拔,则要求
在怀孕4~6个月内
拔除,否则有流
产、早产的危险!

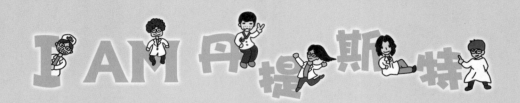

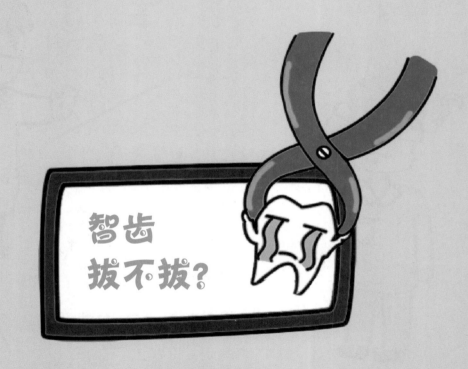

作者：刘大翔　后期：PS

智齿长得正，
没有不适症状，不用拔。

如果智齿长歪了……

CASE 1:

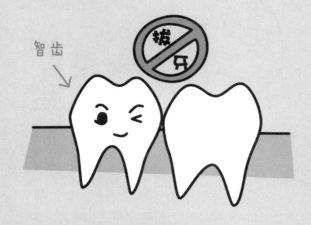

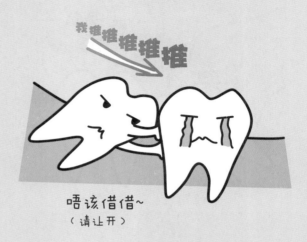

唔该借借~
（请让开）

长歪了易塞食物
导致蛀牙，需要拔牙。

CASE 2:

牙龈包住智齿
形成龈袋。

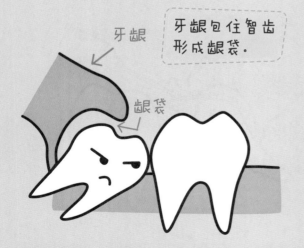

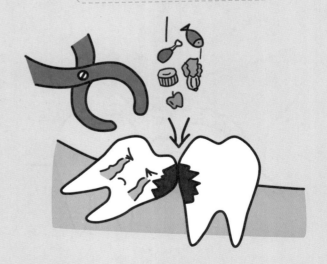

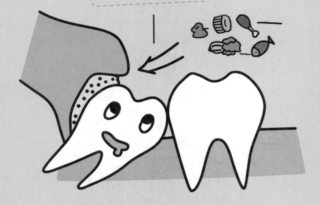

食物塞入龈袋
不易清洁。

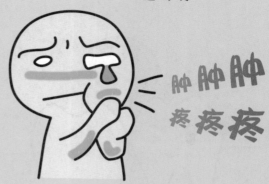

冠周炎……

肿肿肿
疼疼疼

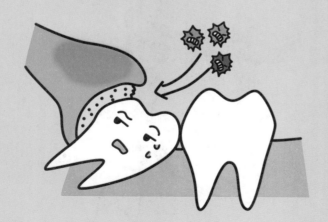

细菌侵入龈袋使牙龈红肿发炎
➡ 冠周炎。

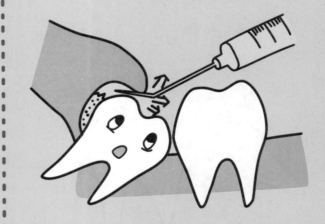

此时不可拔牙！
需冲洗上药消炎……

1 2
3

炎症消除后复诊：
拔牙！

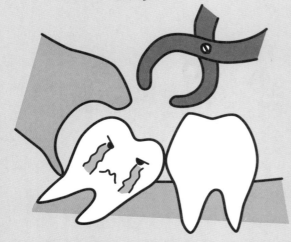

智齿伸长，咬伤牙肉，
也需拔除！

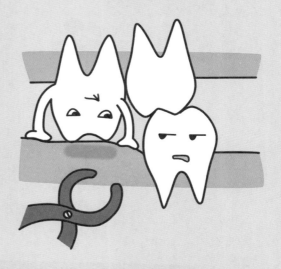

1 2
3

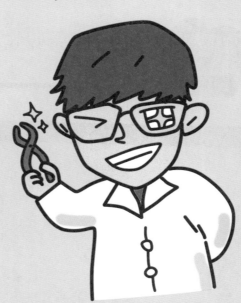

刘大翔今日TIPS

该拔就拔，

不该拔就不拔！

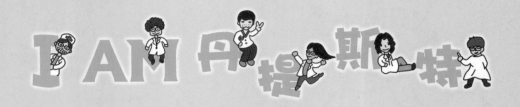

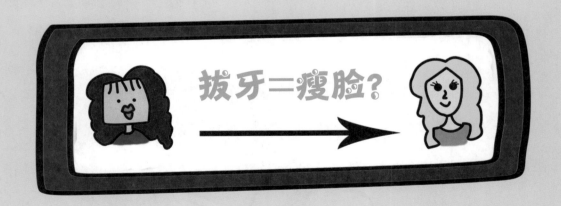

拔牙＝瘦脸？

作者：西牙医　后期：PS

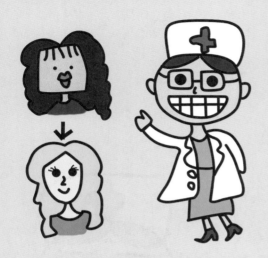

最近很多人问西牙医,
拔牙可以瘦脸吗?

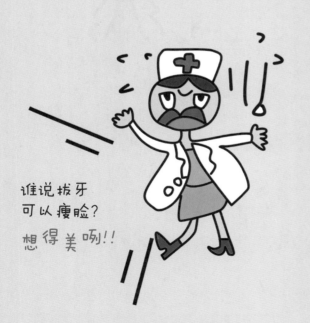

谁说拔牙
可以瘦脸?
想得美呀!!

想瘦脸······你可以选择······

① 在咬肌处
打肉毒杆菌.

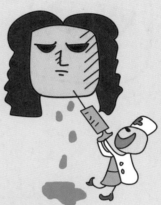

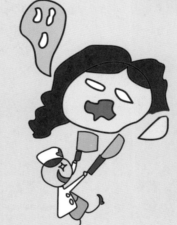

② 你也可以
选择切除咬肌.

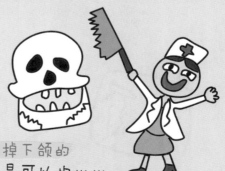

③ 当然啦,锯掉下颌的
部分骨头也是可以的······

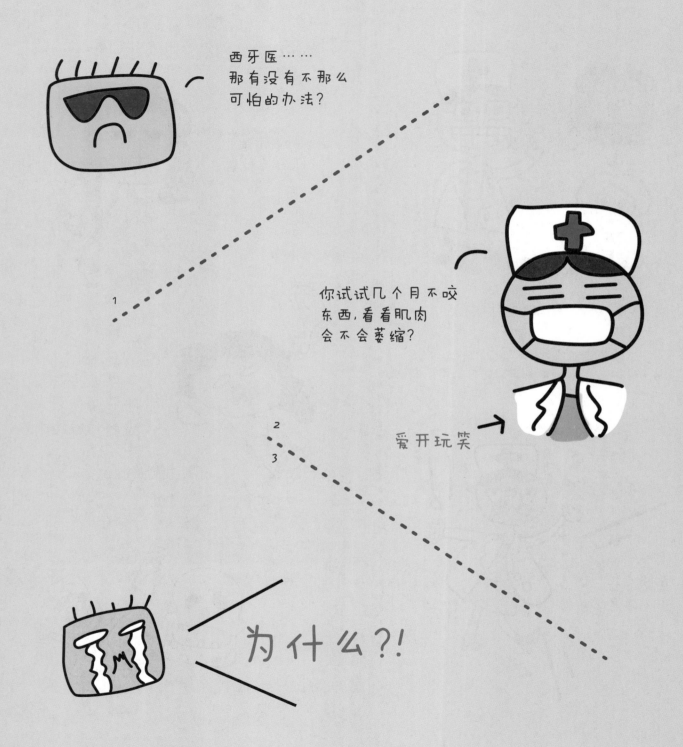

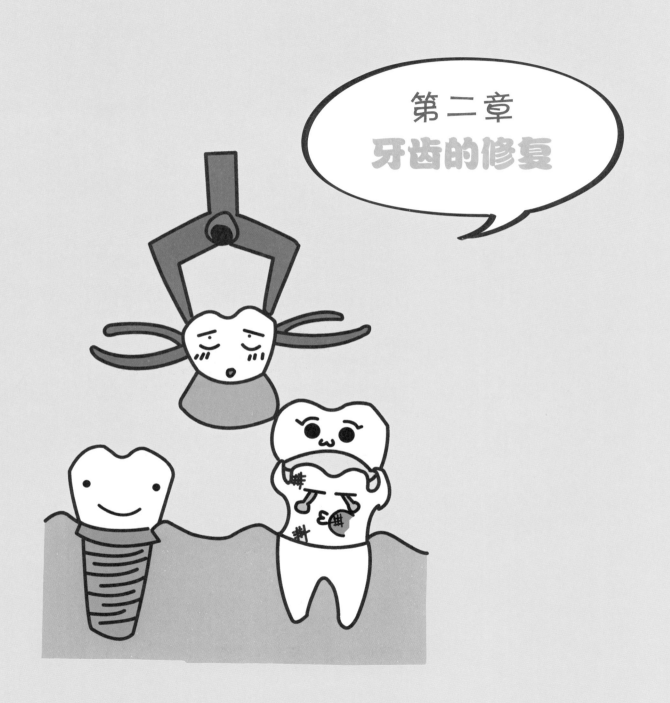

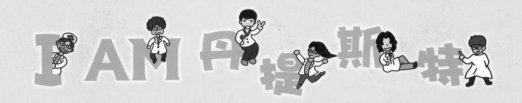

I AM 丹提斯特

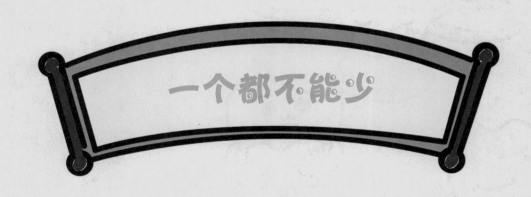

一个都不能少

作者：刘大翔　后期：PS

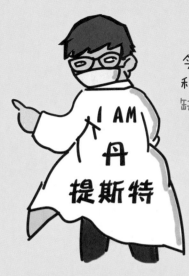

今天我刘大翔
和大家说说
缺了牙该怎么办.

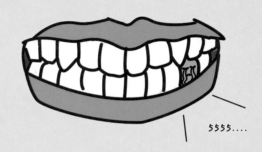

5555....

1 2
3

这兄弟因为身体不好提前下岗了

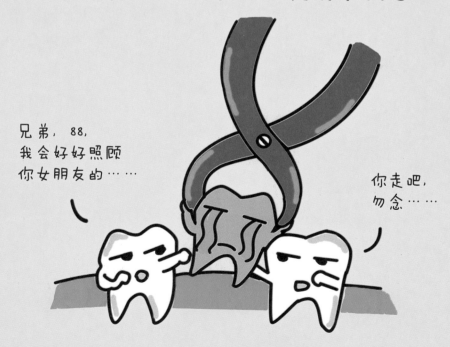

兄弟，88，
我会好好照顾
你女朋友的……

你走吧，
勿念……

缺失牙后，如果置之不理，
可能会出现以下不好的情况哦！

①两边的牙齿会向缺牙处倾斜……

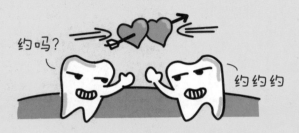

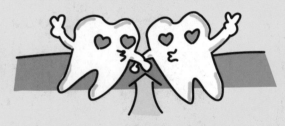

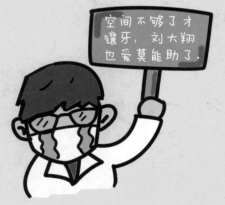

②对面的牙齿会向缺牙处伸长……

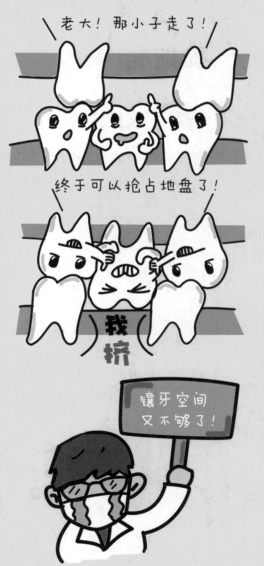

1 2

③缺牙处容易嵌塞食物导致蛀牙。

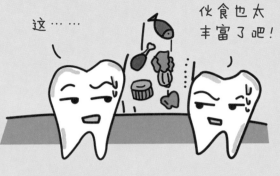

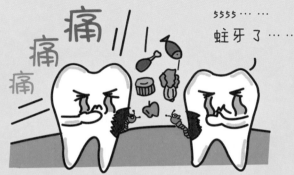

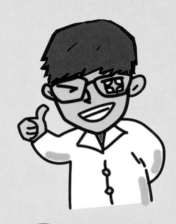

刘大翔今日TIPS

缺牙后一定要

及时处理哦!

可以通过以下方式

……………

A. 种牙

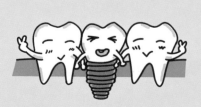

B. 镶活动假牙

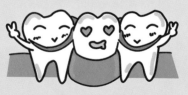

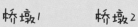

C. 镶固定桥

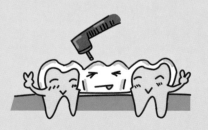

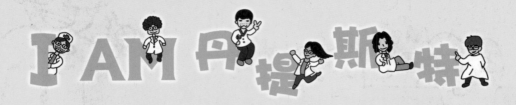

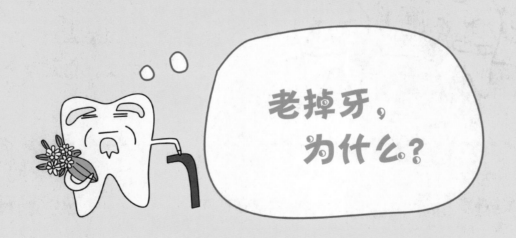

作者：PS 后期：PS

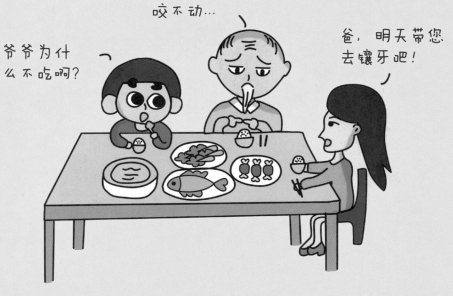

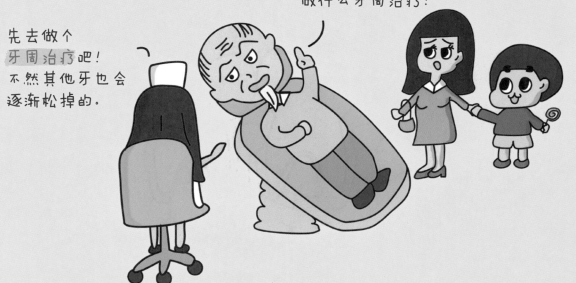

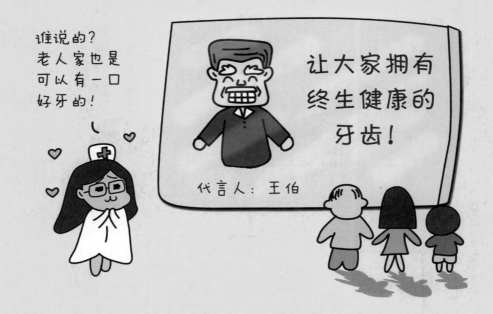

让大家拥有终生健康的牙齿!

代言人：王伯

谁说的？老人家也是可以有一口好牙的!

那么，为什么多数老人家牙齿会松呢？

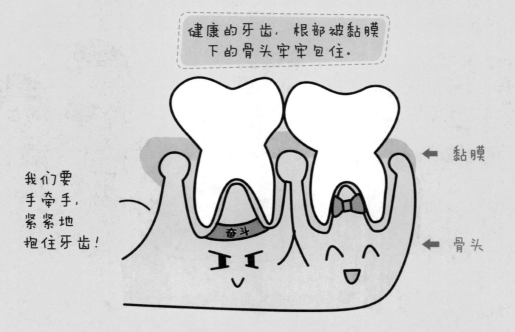

健康的牙齿，根部被黏膜下的骨头牢牢包住。

我们要手牵手，紧紧地抱住牙齿!

黏膜

骨头

奋斗

但牙缝处由于牙刷清洁不到，
易积存细菌和食物残渣，短期内可导致牙龈炎。

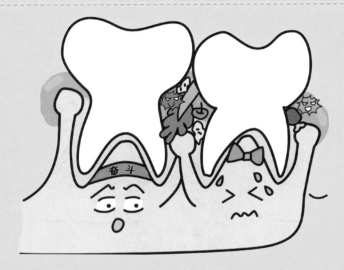

- 1
                                                                2

长期如此，细菌和食物残渣会结合变硬成为牙石，
导致牙周炎，牙石压迫可导致底下的骨头被吸收。

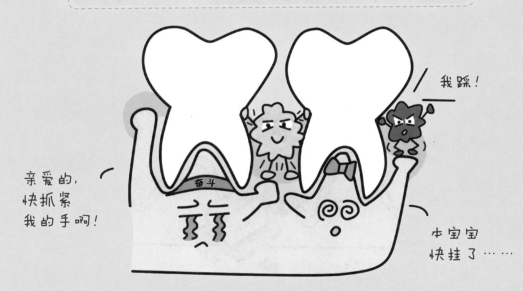

043

失去了骨头的支持，
牙齿会松动、移位。

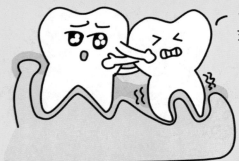

阿六，
我腿软，
求抱抱……

oh no!
七七！

感觉要
上天了……

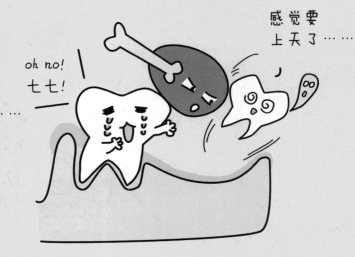

因此，只要坚持使用牙刷、牙间隙刷、牙线清理牙齿，通过
定期洗牙来清洁你的牙齿，老了也是可以有一口好牙的哦！

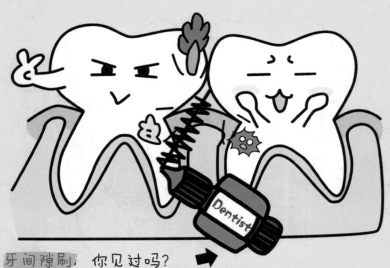

这就是牙间隙刷，你见过吗？

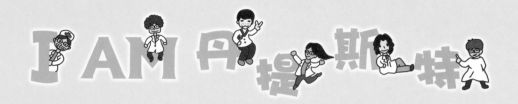

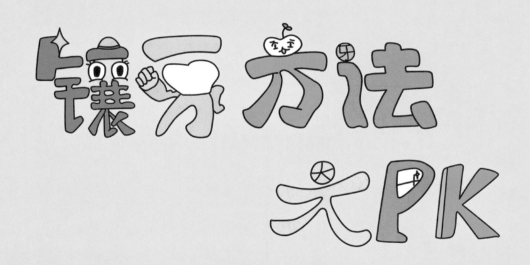

作者：非常曼　后期：PS

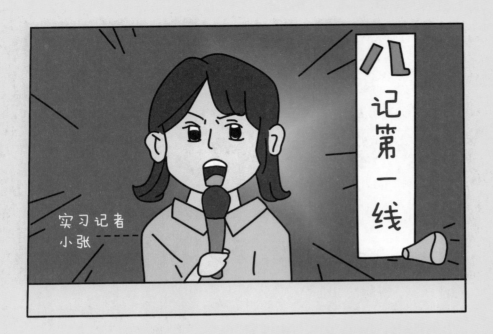

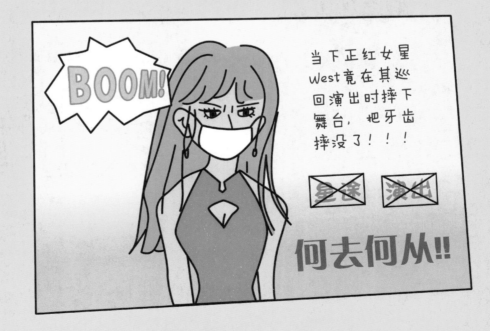

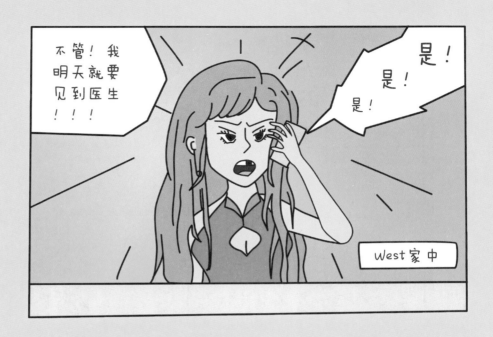

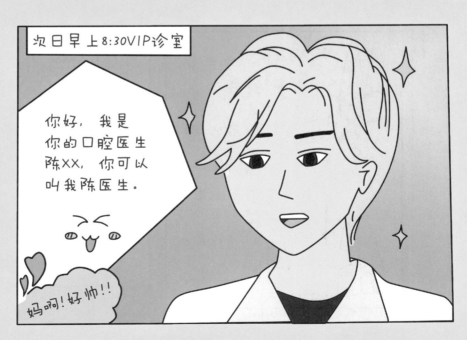

现在我给你介绍三种修复的方法~

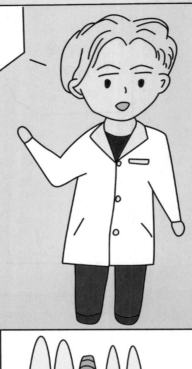

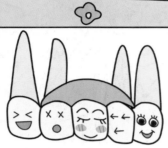

① 活动义齿

优点： 便宜，无须磨除邻牙组织或仅少量磨除。

缺点： 使用不便、不够美观，有异物感。

② 固定桥

优点： 美观、舒适，使用方便。

缺点： 需要一定磨牙量，价格较高。

牙套

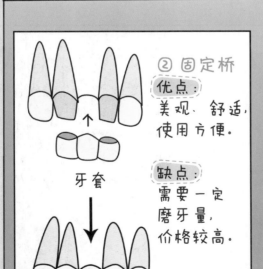

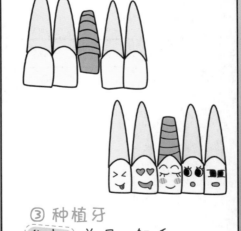

③ 种植牙

优点： 美观、舒适，无须磨牙。

缺点： 价格昂贵。

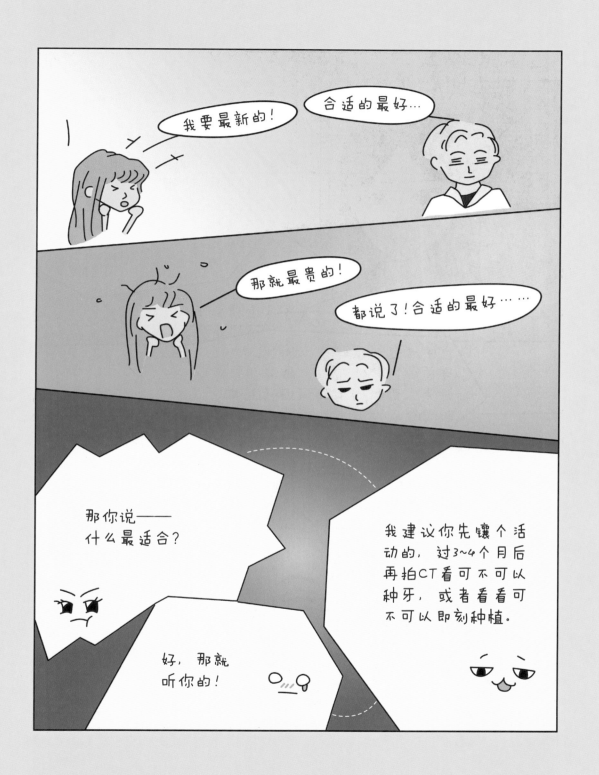

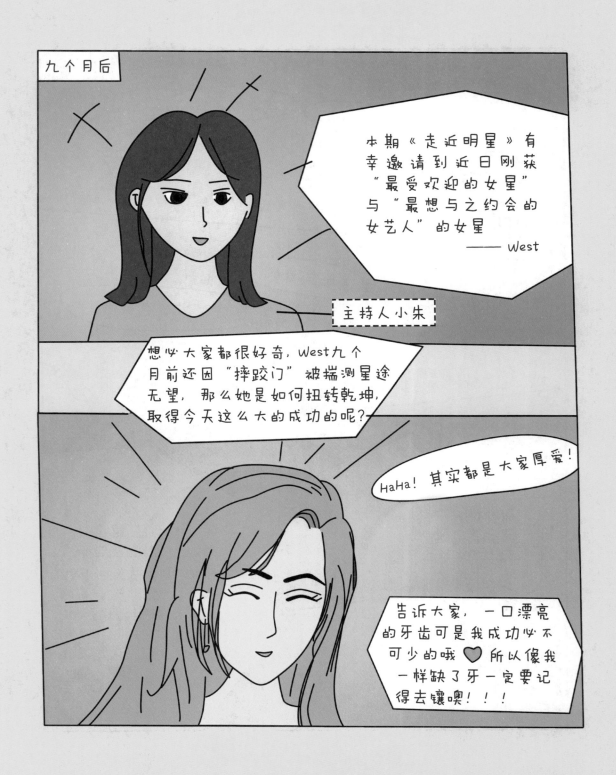

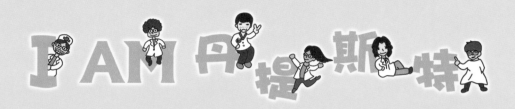

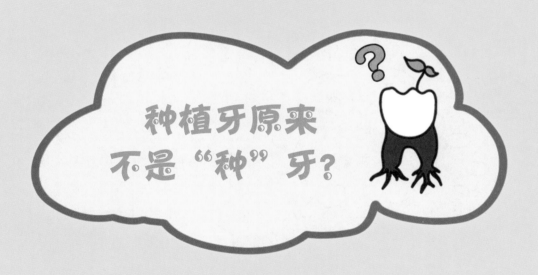

种植牙原来
不是"种"牙?

作者:DANIEL·谢　后期:PS

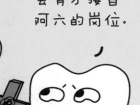
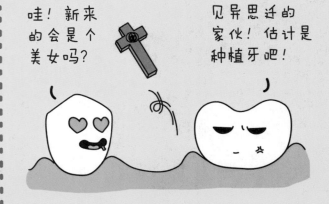

阿六，你死得好惨……

节哀啦，应该会有牙接替阿六的岗位。

哇！新来的会是个美女吗？

见异思迁的家伙！估计是种植牙吧！

什么是
种植牙？

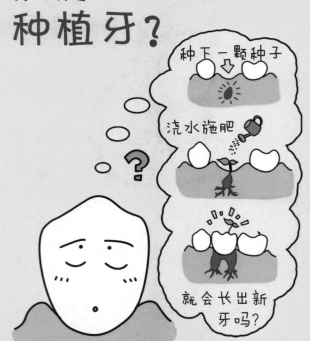

种下一颗种子

浇水施肥

就会长出新牙吗？

半年后……

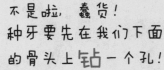
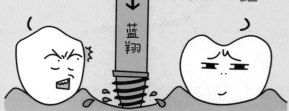

啊！好强的挖掘技术！

不是啦，蠢货！种牙要先在我们下面的骨头上钻一个孔！

蓝翔

放入大小
适宜的螺钉。

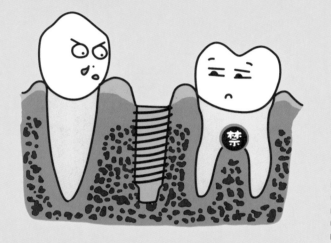

扣上愈合基台，维持
周围牙龈的形态。

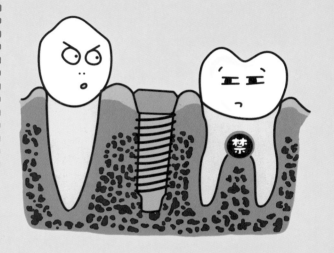

好厉害的
感觉！

待种植体和骨头
结合稳定后，
安上牙冠，
以假乱真！

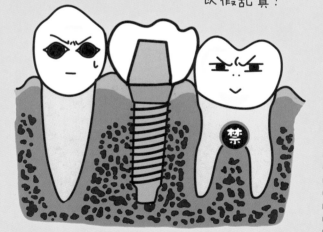

几个月后……

什么嘛！就和
阿六长得一样，
但都不会
说话，不好玩！

就是！还是
阿六比较好，
他生前我们应该
好好珍惜他的！

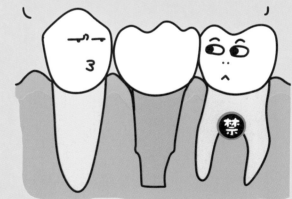

053

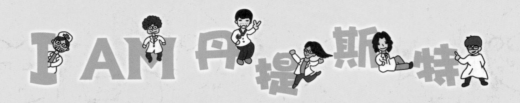

I AM 丹提斯特

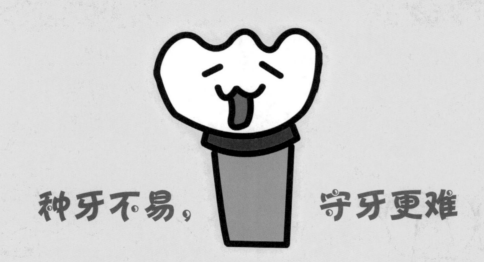

种牙不易, 守牙更难

作者：DANIEL·谢　后期：曾小滨

种牙后一派欢乐气象……

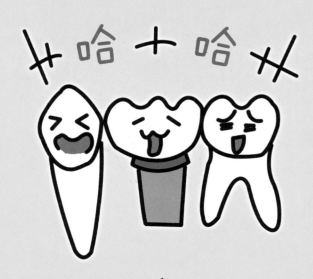

但一不小心种植牙
便会出状况，
后果可能很严重！

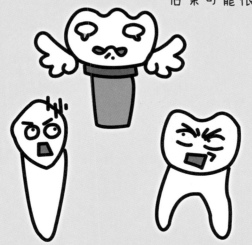

因为我只是个宝宝，
一定要小心伺候。

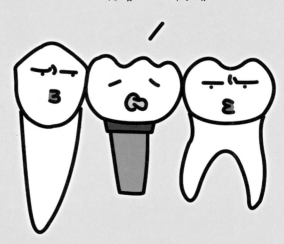

我不能太大力咬东西
辛苦各位帮忙分担点。

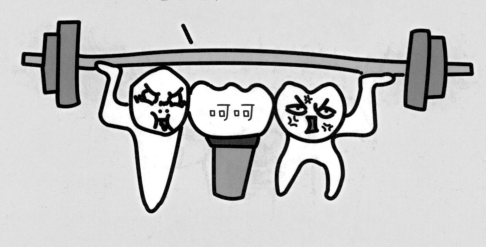

我很怕烟，拜托减少
吸烟，最好戒烟。

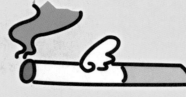

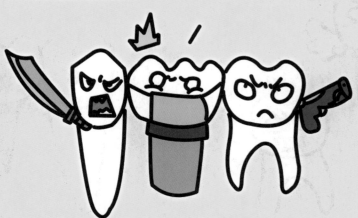

当然我特爱干净，
希望每天刷两次牙，
用软刷毛和热水是最舒服的了！

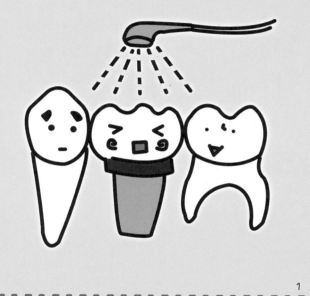

用牙线给我擦擦身也是超爽的，
但要注意力度。

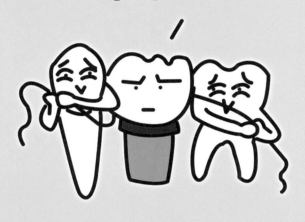

当发现我周围牙龈、牙冠有不妥时
别不理我，要对我负责。

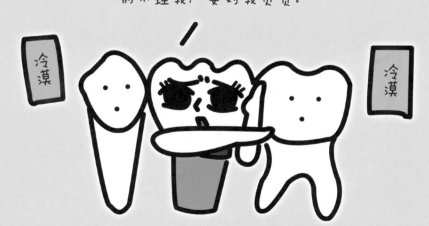

一般每6个月我就得去医院检查.

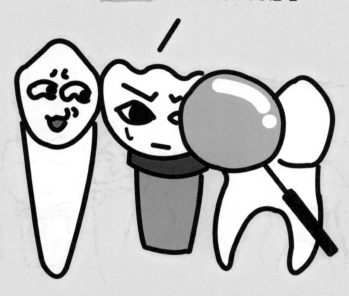

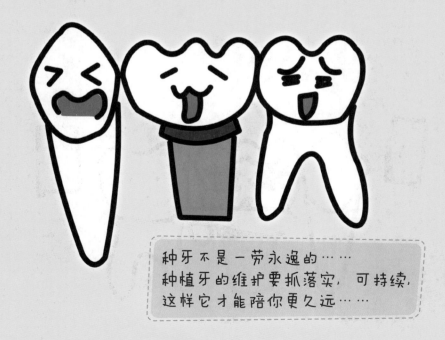

种牙不是一劳永逸的……
种植牙的维护要抓落实,可持续,
这样它才能陪你更久远……

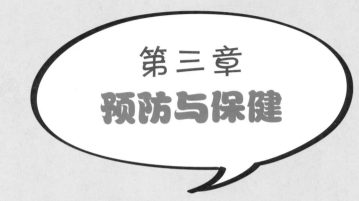

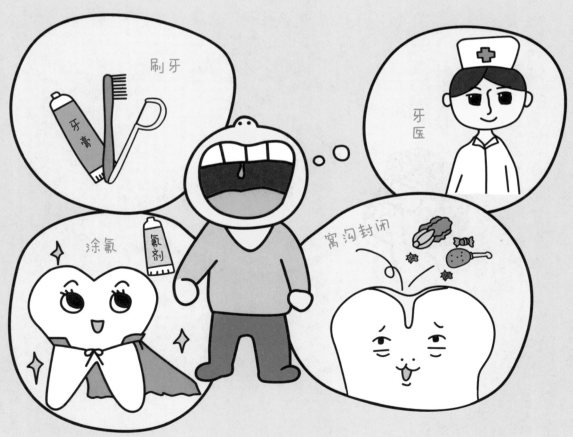

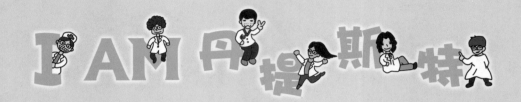

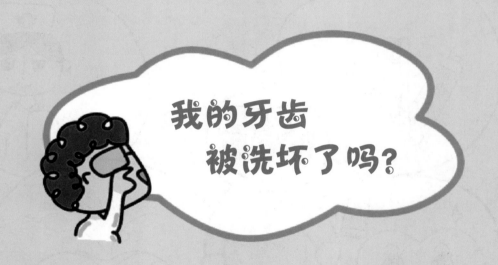

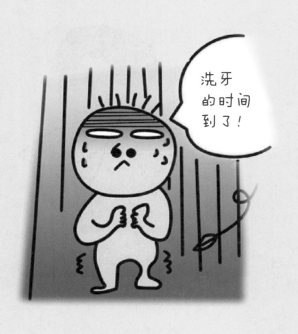

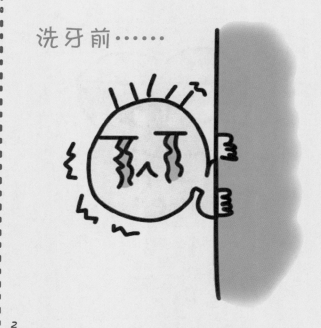

洗牙前……

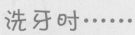

洗牙时……

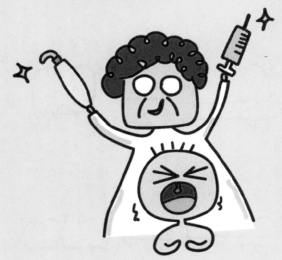

洗牙后……

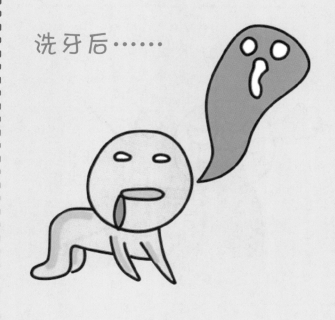

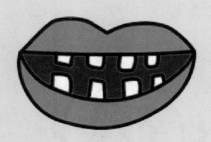

自我感觉:
牙缝怎么大了?
牙齿怎么松了?
喝冷热水
怎么酸了?

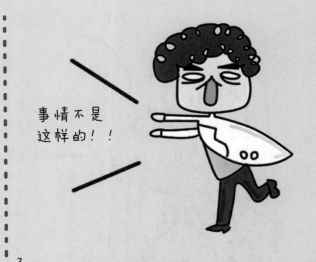

事情不是
这样的!!

3
4

得出结论:
一定是医生
洗坏了!

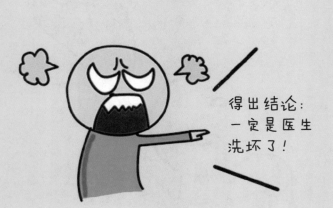

其实……

牙石填满牙缝　　　　　　牙缝大了

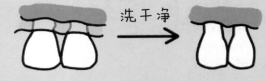

洗干净

牙石遮住
暴露的牙根　　　　　　　牙根暴露→酸

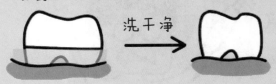

洗干净

牙石将一排
牙固定了起来　　　　　　原本的松动
　　　　　　　　　　　　表现出来了

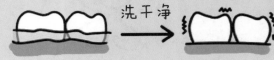

洗干净

1
2

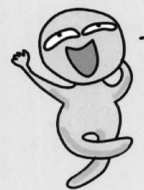

牙石好东西呀!
保护了我的牙齿!
最好不要洗掉嘛!

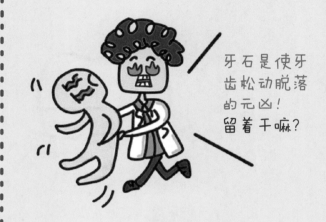

牙石是使牙
齿松动脱落
的元凶!
留着干嘛?

什么是牙石?

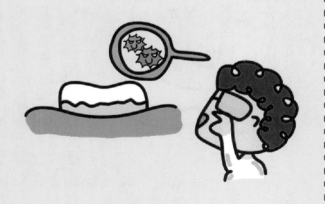

口水中的
矿物质 + （软细菌） = 牙石 （硬细菌）

牙石就是坨
硬的细菌啊!!

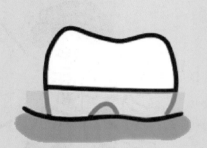 =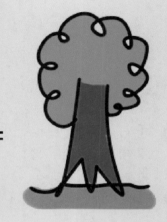

牙石会"吃掉"牙龈，
使牙龈退缩、发炎。

大树
失去土壤。

不清理掉硬细菌
（牙石），牙龈会被
"吃"得越来越少，
洗完牙只是恢复了牙
原本的样子，并非是
医生洗坏了。

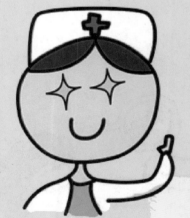

不想口臭、
刷牙出血、
牙齿松动脱落，
就定期洗牙吧！

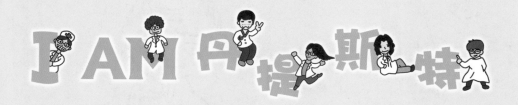

I AM 丹提斯特

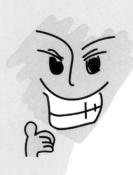

今天你又
塞牙了吗？

作者：非常曼　后期：PS

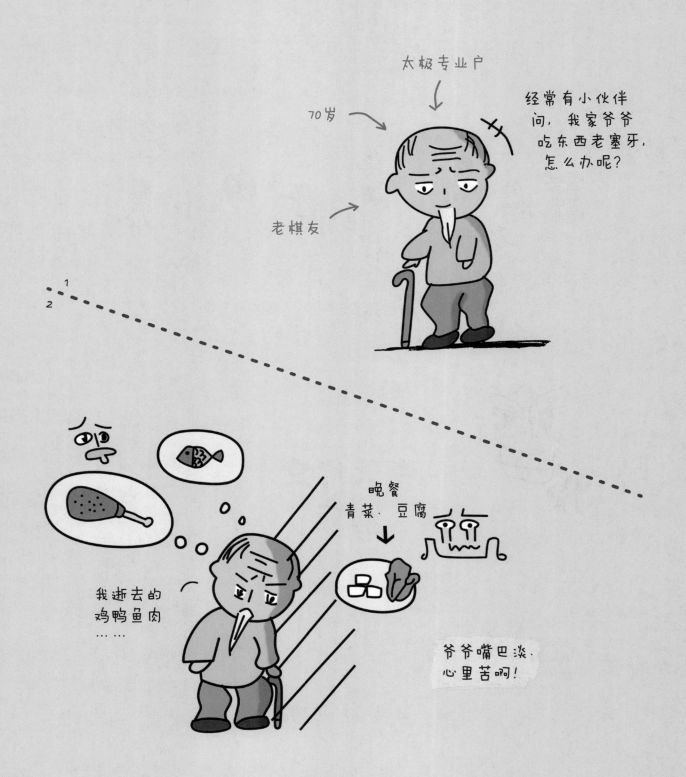

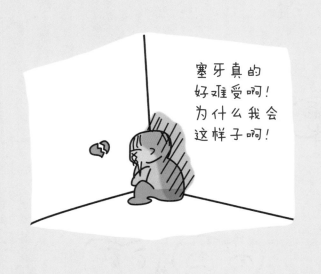

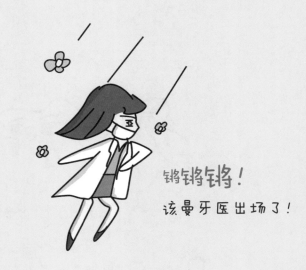

1 2
3

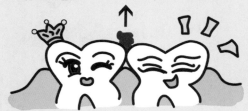

一开始我们的牙齿
接触正常、牙周正常，
食物很难嵌塞进去。

可是……后来……

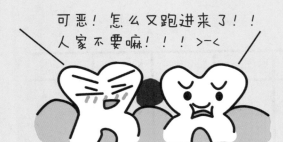

牙齿正常的接触没了，
牙缝变大了，
食物就很容易进去了。

那么为什么老人家牙缝会变大呢?

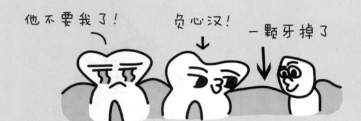

他不要我了!

负心汉!

一颗牙掉了

有缺牙时,邻牙会倾斜,导致与其他牙间隙变大。

1

2 3

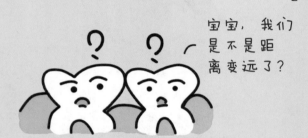

宝宝,我们是不是距离变远了?

还有牙周炎会导致牙龈退缩、牙齿松动移位,这样也会使牙间隙变大。

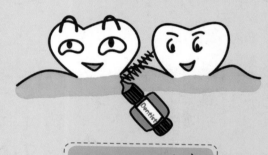

自己也可以在家用牙间刷清理牙缝~!

所以为了想吃啥就吃啥,吃啥啥香,不再塞牙,有牙周炎或者有缺牙就赶紧去治疗哦!

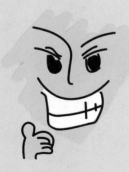

一周食谱				
星期一	星期二	星期三	＇＇＇	＇＇＇
鸡腿	鸭肉	鱼肉	＇＇＇	＇＇＇

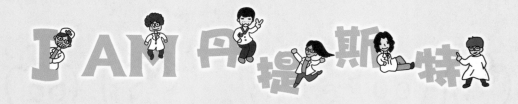

I AM 丹提斯特

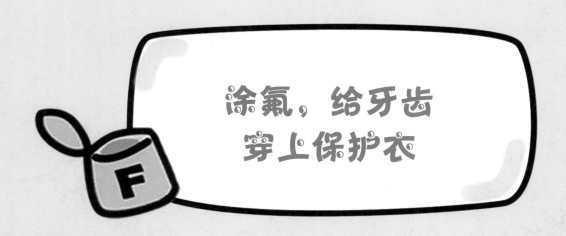

涂氟，给牙齿
穿上保护衣

作者：DANIEL·谢　　后期：PS

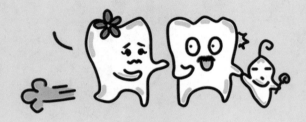

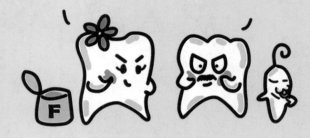

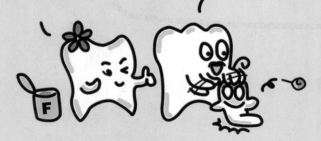

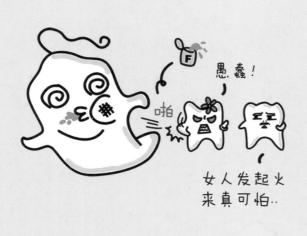

愚蠢！

啪

女人发起火
来真可怕..

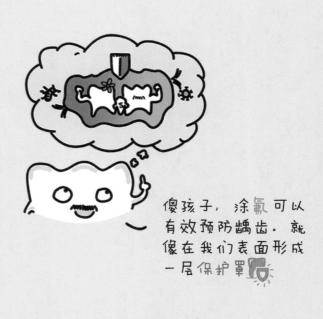

傻孩子，涂氟可以
有效预防龋齿。就
像在我们表面形成
一层保护罩

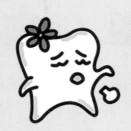

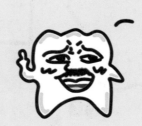

如果我们不保护好自己，就
会形成龋齿，像他一样……

我还以为他是
非洲来的……

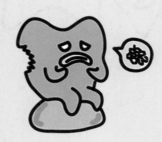

所以我们最好是在医生的
指导下，每3~6个月
涂一次氟，这样才能安全
有效地防止龋齿！

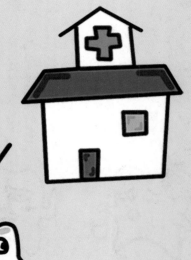

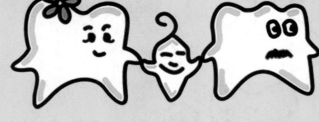

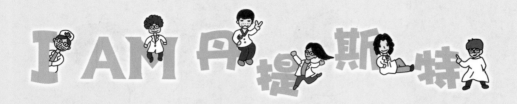

I AM 丹提斯特

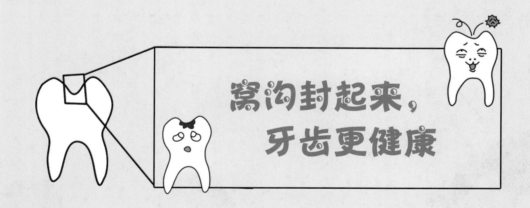

窝沟封起来，
牙齿更健康

作者：DANIEL·谢　后期：PS

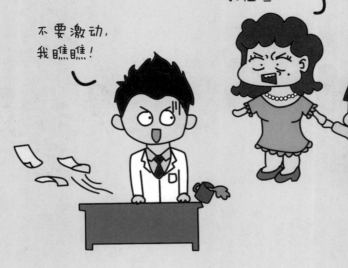

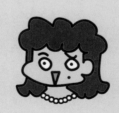

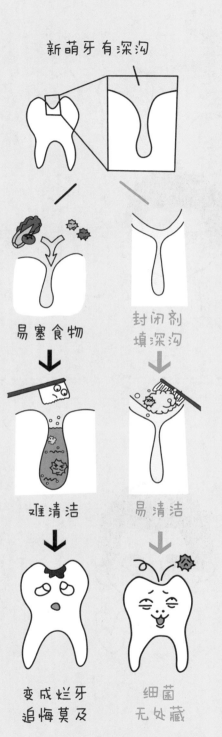

新萌牙有深沟

易塞食物 　　 封闭剂
　　　　　　 填深沟

难清洁 　　　　 易清洁

变成烂牙 　　 细菌
追悔莫及 　　 无处藏

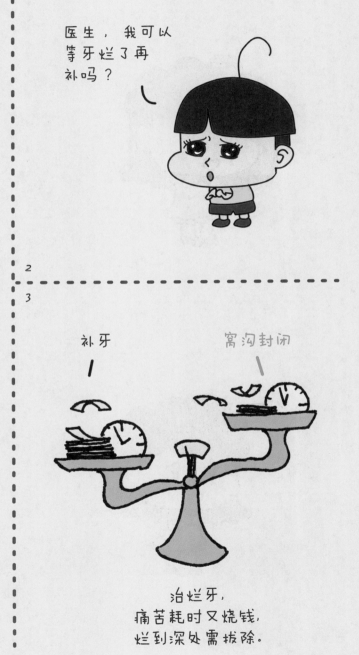

医生，我可以
等牙烂了再
补吗？

补牙 　　　　　 窝沟封闭

治烂牙，
痛苦耗时又烧钱，
烂到深处需拔除。

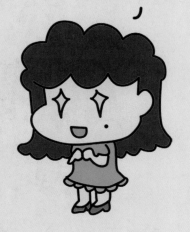

哪些牙需要做呢？

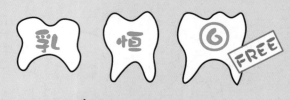

乳　恒　6 FREE

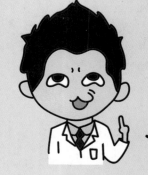

有沟的牙都能做啊！广州六龄牙免费哦！

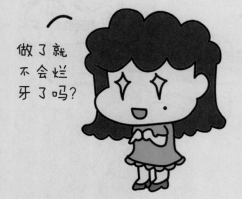

做了就不会烂牙了吗？

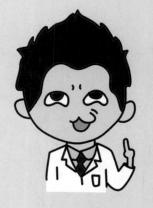

须每3~6个月复查，检查封闭效果。

1　2
3　4

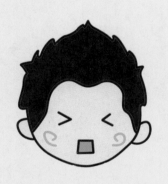

窝沟封闭很重要，

省时省钱又省力。

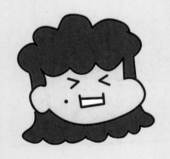

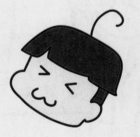

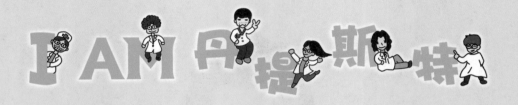

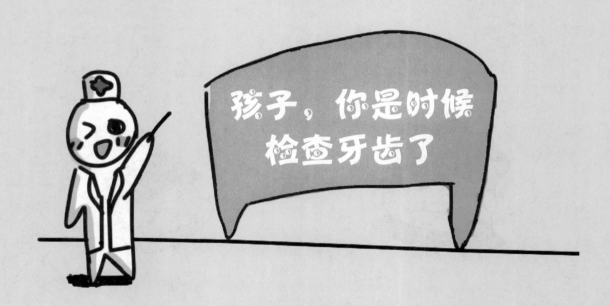

作者：非常曼　后期：PS

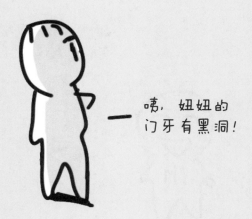

唓，妞妞的
门牙有黑洞！

啊！！
不许笑！

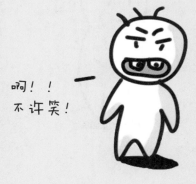

1
2

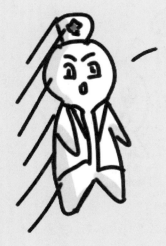

怎么这么晚
才来看啊！

下次应该
早点来！

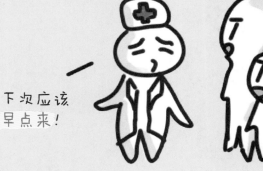

那我们该什么时候
带孩子来检查牙齿呢?

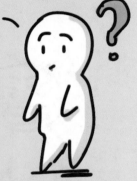

当小朋友长出第一颗
牙齿的时候（6个月左右）
就可以去检查啦!

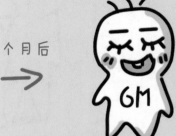

6个月后

宝宝
刚出生.

宝宝
长牙啦!

1 2
3 4

每半年或一年
常规口腔检查.

麻麻! 该去
检查牙齿啦!

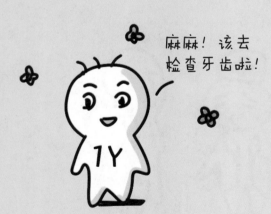

呜哇哇……
牙齿上有
黑色的虫子!

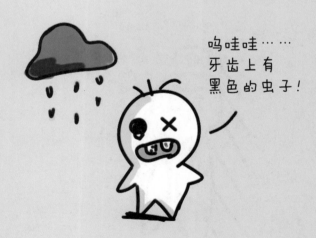

另外, 当发现小朋友的牙
上面有些小黑点的时候,
要记得带他来检查哦!

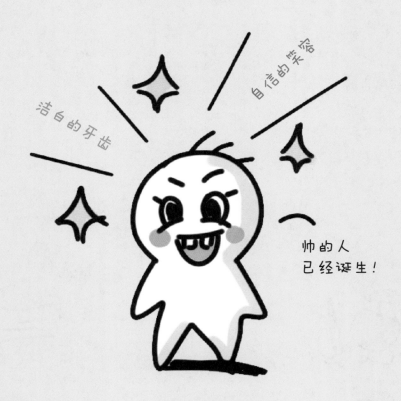

只有拥有一口好牙，
孩子才能开心大笑！

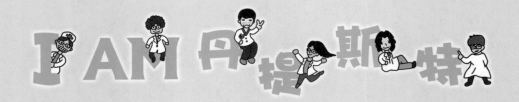

I AM 丹提斯特

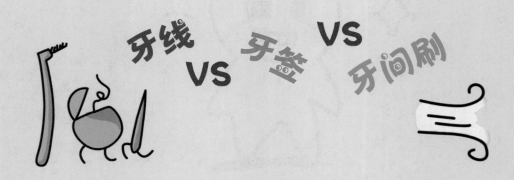

牙线 VS 牙签 VS 牙间刷

作者：DANIEL·谢　后期：PS

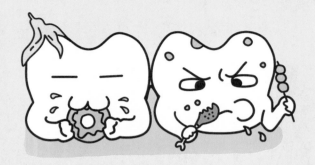

每颗牙都是不折不扣的吃货，
而且，吃相极差，
每次都吃得脏兮兮的。

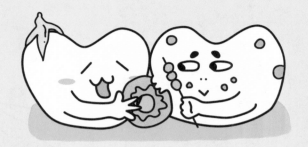

他们喜欢"私藏"食物，
把吃剩的储存在他们
彼此之间的"宝库"里。

1 2
3 4

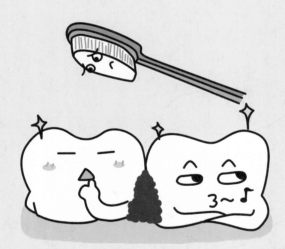

尽管每天牙刷君
兢兢业业地打点口腔清洁工作，
但牙缝"宝库"中的
残羹冷炙，牙刷君却爱莫能助。

长此以往，结果是……

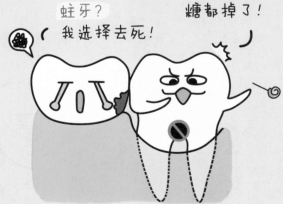

就在牙刷君心急如焚之时……

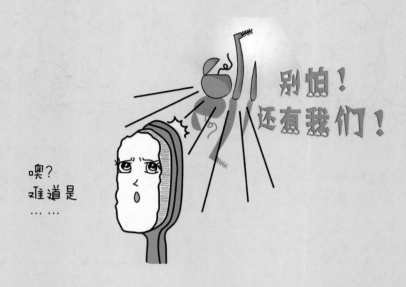

别怕！
还有我们！

噢？
难道是
……

我是牙线君，
牙间隙和龈乳头
处就交给我吧！

哇，
为啥感觉
画面有点污……

牙线

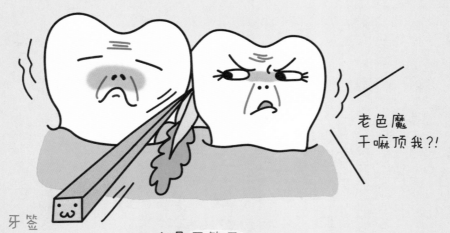

牙签

老色魔
干嘛顶我?!

我是牙签君，
专长是剔除嵌塞在牙龈退缩、邻间隙较大
处的食物碎屑和软垢。其实我很温柔，
用我的时候别太用力。

1
2

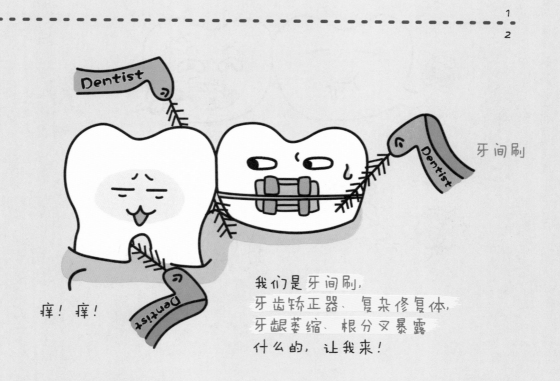

Dentist

牙间刷

痒！痒！

我们是牙间刷，
牙齿矫正器、复杂修复体、
牙龈萎缩、根分叉暴露
什么的，让我来！

有了各种口腔清洁神器,
细菌无处躲藏!
我们就安心地做吃货吧!

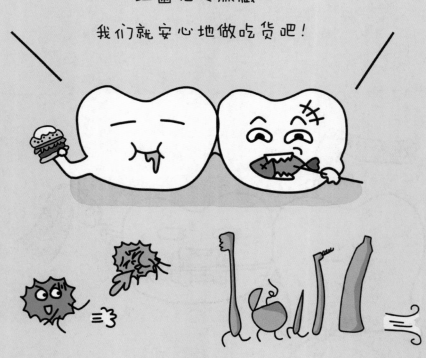

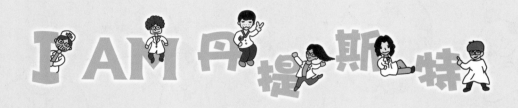

I AM 丹提斯特

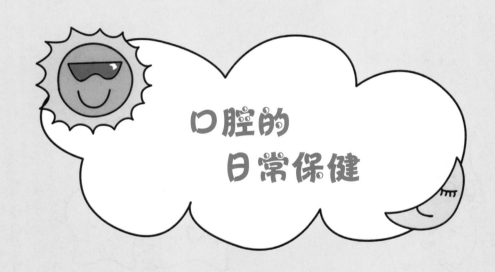

口腔的
日常保健

作者：玛丽欧　后期：PS

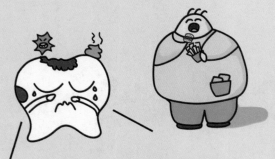

二胖那娃，每天就只会吃，都不顾我的健康，枉我陪了他十几年，宝宝心里苦！

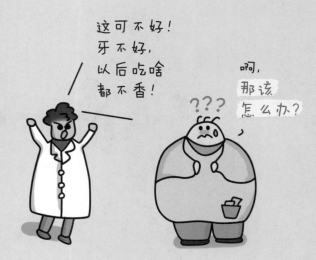

这可不好！牙不好，以后吃啥都不香！

啊，那该怎么办？

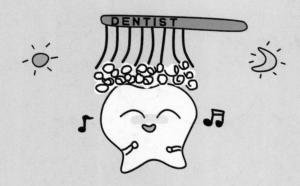

DENTIST

早晚各刷一次牙是必不可少的！而且要正确使用巴氏刷牙法！

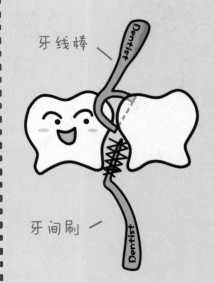

牙线棒

Dentist

牙间刷

Dentist

牙刷清洁不到的地方，要用牙线或牙间隙刷来清洁！

碳水化合物是蛀牙的帮凶，尽量少吃零食，要吃也一次吃完，不要少量多次！

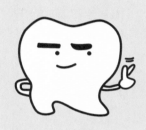

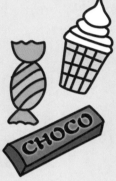

用餐后，咀嚼无糖口香糖可以减少菌斑堆积！

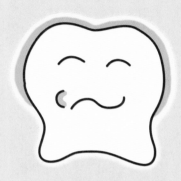

1 2
3 4

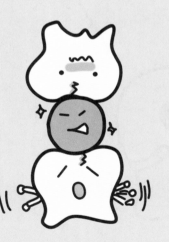

尽管牙齿是人体最坚硬的组织，但也不能咬过硬的食物，或者咬瓶盖等！它没你想的那么坚强！

养成健康的口腔卫生习惯，它好我也好！

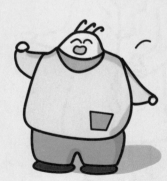

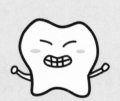

当发现牙齿有问题或不舒服时，
及早向牙医咨询！

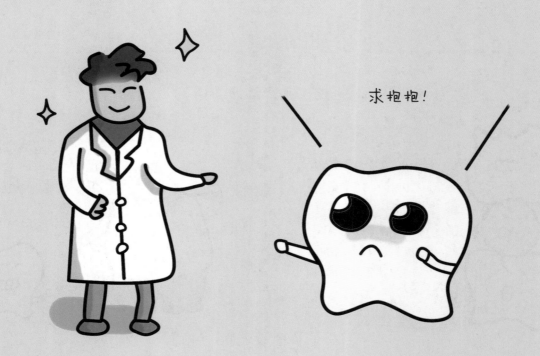

求抱抱！

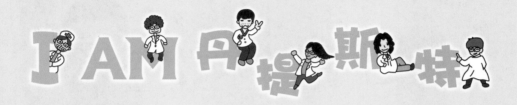

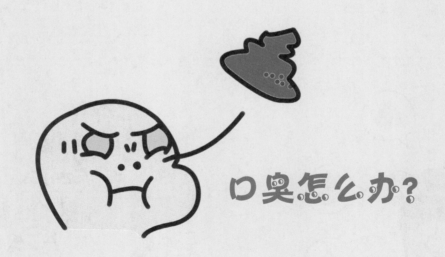

口臭怎么办？

作者：DANIEL·谢　后期：曾小滨

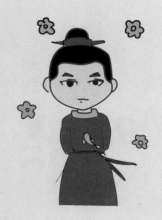

从前有一个
英俊潇洒的太子，但他很高冷，
从不和人打招呼。

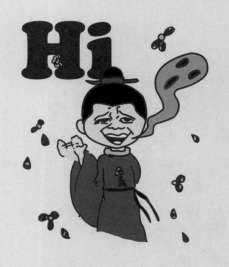

因为他有 口臭。

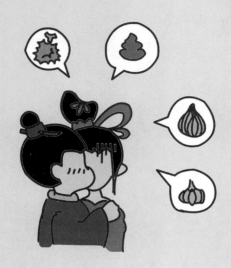

太子妃每个
晚上的煎熬你们可懂？

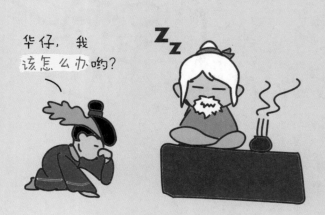

华仔，我
该怎么办哟？

万念俱灰的太子只好求医于华佗。

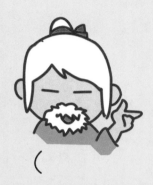

病理性口臭有两种，
需先鉴别。

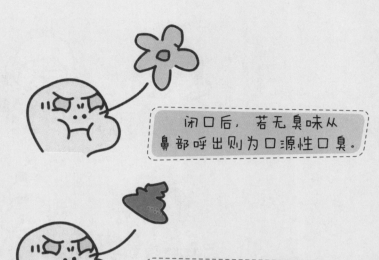

闭口后，若无臭味从
鼻部呼出则为口源性口臭。

否则为非口源性口臭。

非口源性口臭的
病因常是：

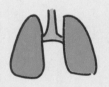

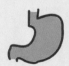

来自呼吸道、血液、
消化道的气味，
需对症治疗。

口源性口臭的
病因常是：

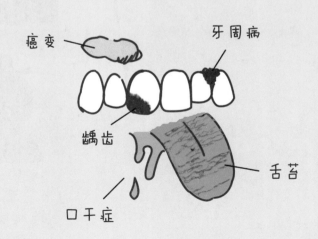

癌变　　牙周病

龋齿

口干症　　舌苔

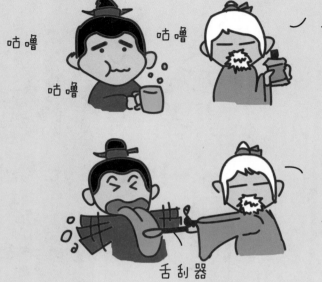

咕噜 咕噜 咕噜

平时应适当
使用漱口液。

刷牙的同时,
别忘了清洁舌头。
我觉得舌刮器
就很好用哈。

舌刮器

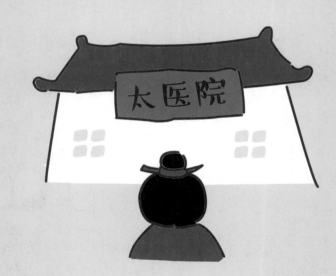

除了日常基本维护,
还应该定期就医进行专业治疗。

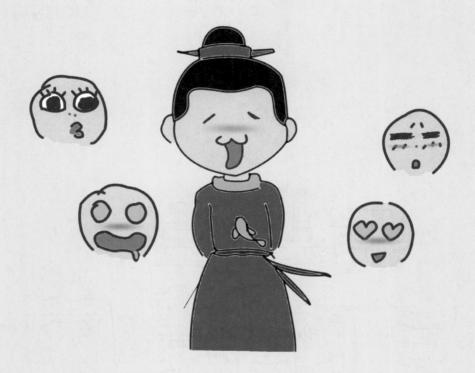

没有了口臭，太子殿下便能大声say Hi，
放胆亲亲，稳坐东宫，顺利登基，
一统天下……想想还有点小励志呢！♥

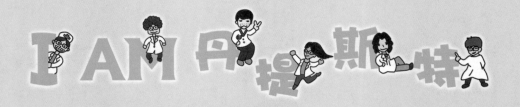

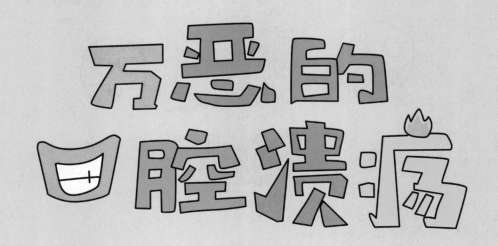

作者：非常曼　后期：PS

机智如我!

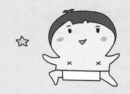

幽默如我！

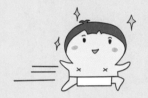

帅气如我！

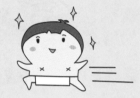

可是……
钓不到妹子
……

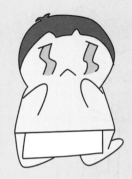

1 2
3 4

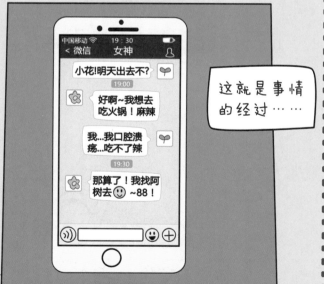

这就是事情的经过……

不少人都会有疑问，
为啥我会有口腔溃疡？

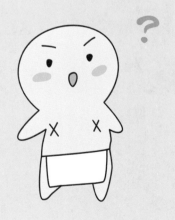

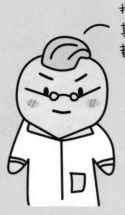

抱歉，我不知道。
其实，目前的研究
都还是病因不明哦！

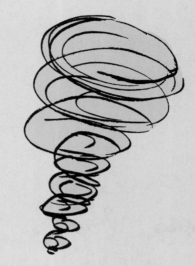

溃疡来得太快就像龙卷风……

1
2 3

医生，
那该怎么
治疗呢？

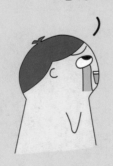

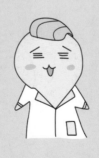

① 吃好睡好，注意休息，营养均衡。

好饱……

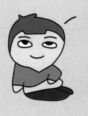

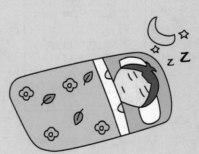

② 药物治疗：包括免疫调节药物、消炎类药物、止痛类药物、激素类药物，严重的可以局部封闭。

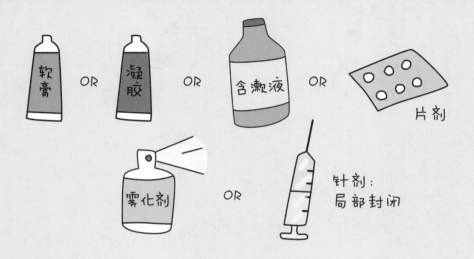

软膏 OR 凝胶 OR 含漱液 OR 片剂

雾化剂 OR 针剂：局部封闭

③ 心理治疗。

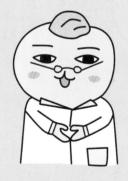

这位同志，不要怕，这不是可怕的癌症。

PS：长期反复出现在固定部位的溃疡，就要及早去医院检查治疗哦！

那我们要怎么预防呢？

① 饮食清淡，规律进餐，避免或少食以下食品：

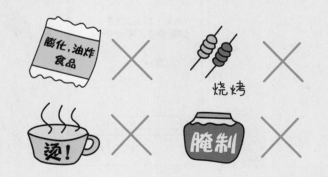

膨化、油炸食品 ✕　烧烤 ✕

烫！✕　腌制 ✕

② 充足睡眠，乐观积极。

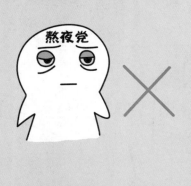

③ 多运动，养成定时
  排便习惯，
  保持胃肠道健康。

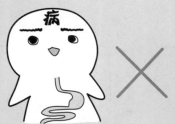

1
2

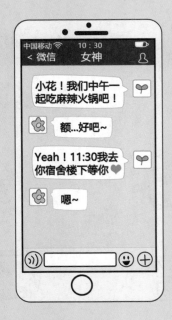

口腔溃疡好了，
我也可以约女神
去吃吃吃了！

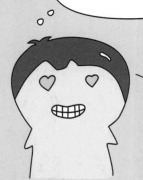

嘿嘿嘿，
阿树你永远
没有机会！！！

没有口臭，
跟女神约会去！

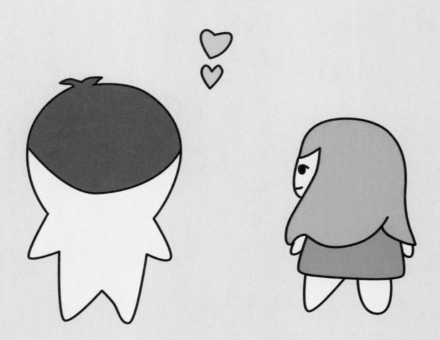

第四章
美化与美容

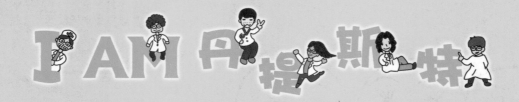

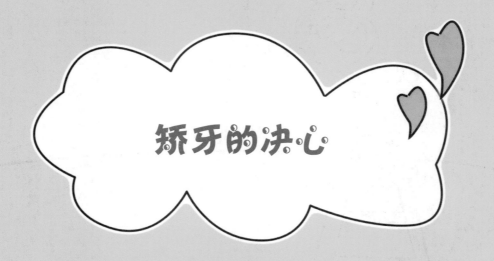

矫牙的决心

作者：西牙医　后期：PS

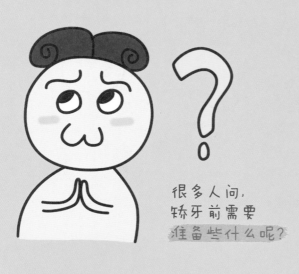

很多人问，
矫牙前需要
准备些什么呢？

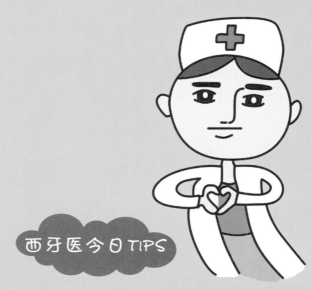

西牙医今日TIPS

一颗想矫牙的心！

1 2
3 4

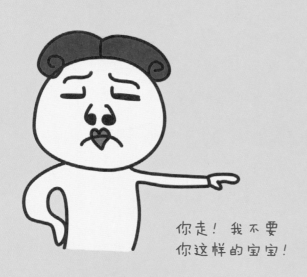

你走！我不要
你这样的宝宝！

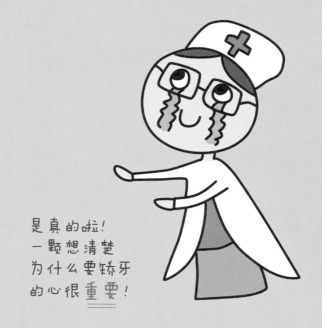

是真的啦！
一颗想清楚
为什么要矫牙
的心很重要！

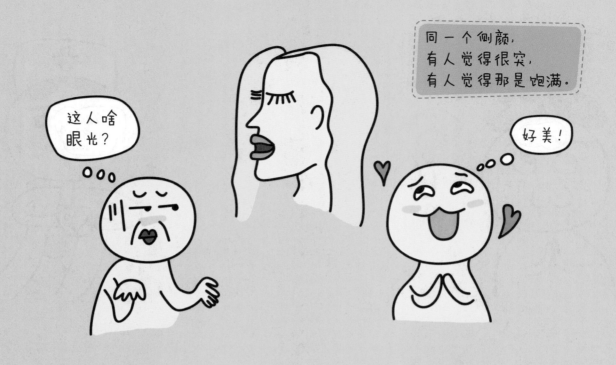

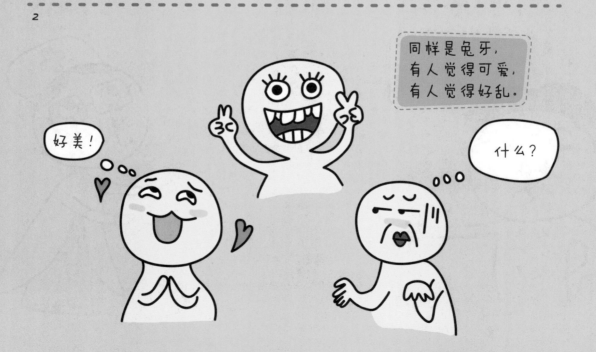

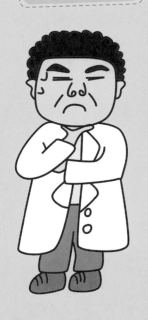

吾师包教授
就曾遇到
这样的人……

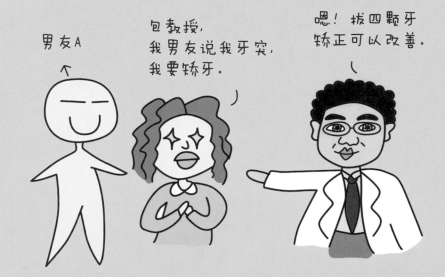

男友A

包教授，
我男友说我牙突，
我要矫牙。

嗯！拔四颗牙
矫正可以改善。

一年后，矫到一半……

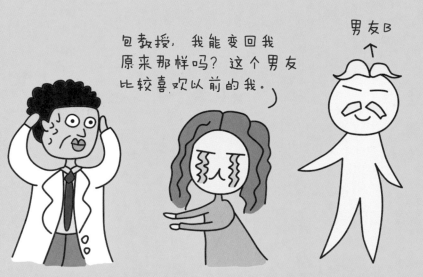

包教授，我能变回我
原来那样吗？这个男友
比较喜欢以前的我。

男友B

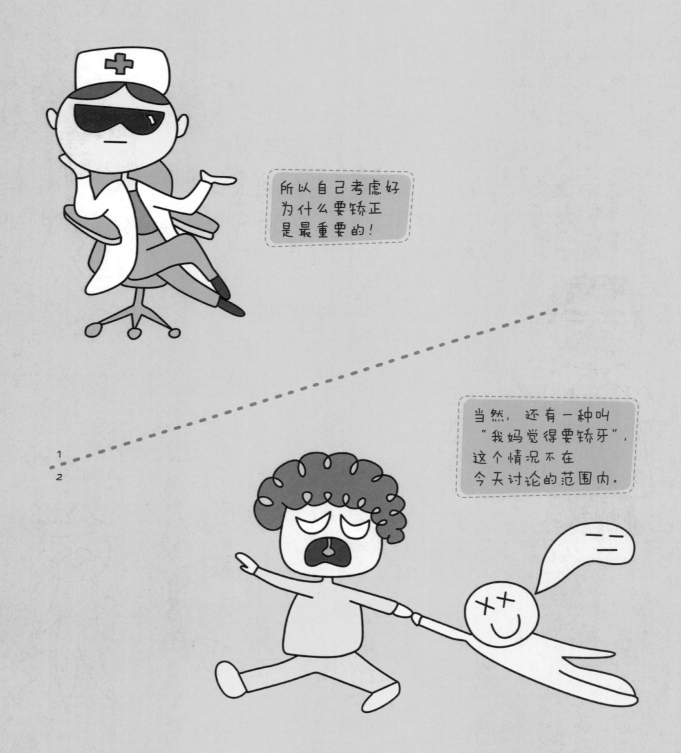

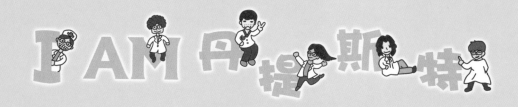

I AM 丹提斯特

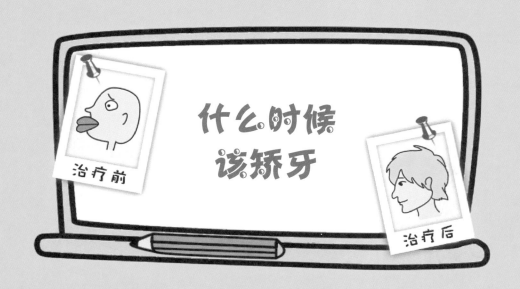

治疗前

什么时候
该矫牙

治疗后

作者：西牙医　后期：PS

暑假，矫牙的孩子们蜂拥而至……

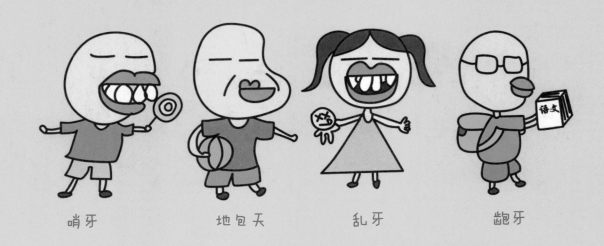

哨牙　　　　地包天　　　　乱牙　　　　龅牙

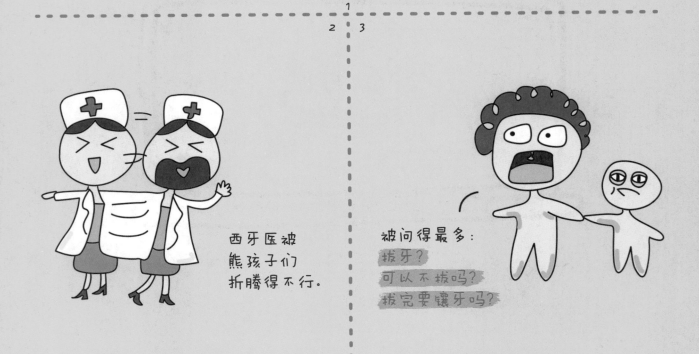

西牙医被
熊孩子们
折腾得不行。

被问得最多：
拔牙？
可以不拔吗？
拔完要镶牙吗？

110

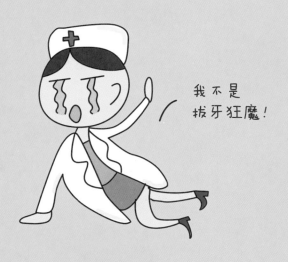

我不是
拔牙狂魔!

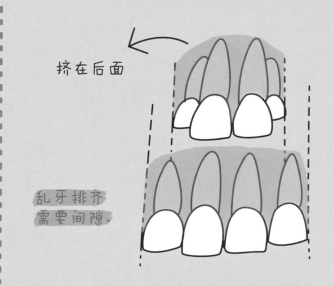

挤在后面

乱牙排齐
需要间隙.

龅牙内收需要间隙.

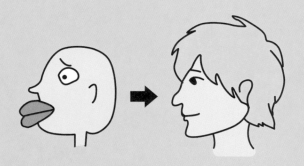

医生, 请问
我孩子该矫
牙了吗?

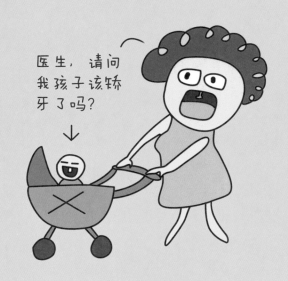

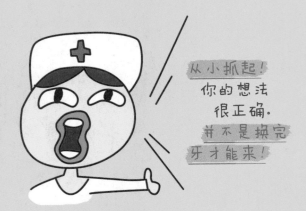

从小抓起!
你的想法
很正确。
并不是换完
牙才能来!

1
2 3

有以下不良习惯,例如……
无论几岁都该来!

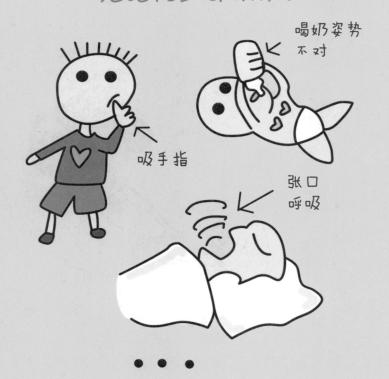

喝奶姿势
不对

吸手指

张口
呼吸

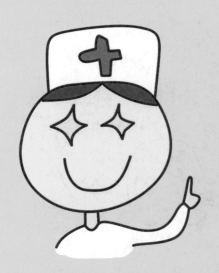

西牙医今日TIPS

地包天3~5岁,

下巴后缩8~10岁,

就可以来了!

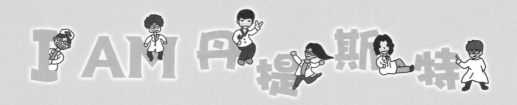

I AM 丹提斯特

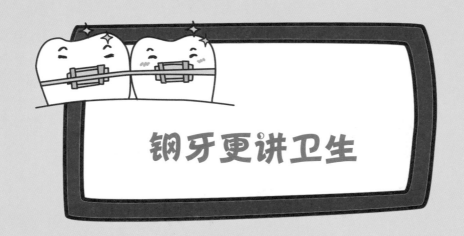

钢牙更讲卫生

作者：刘大翔　后期：PS

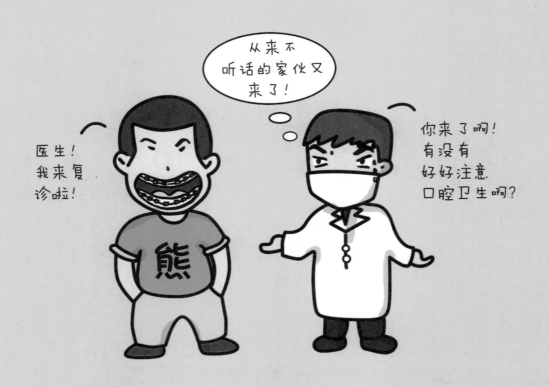

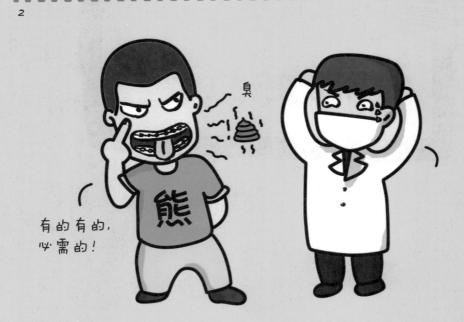

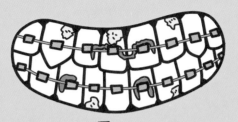

没清理干净

食物&细菌刺激导致
牙龈红肿

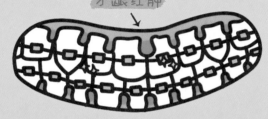

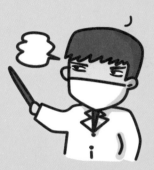

跟你说过每天刷两次牙
是不够的。现在麻烦了，
牙龈已经发炎了。

1
2

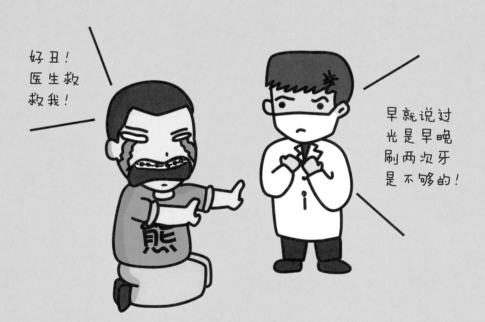

好丑！
医生救
救我！

早就说过
光是早晚
刷两次牙
是不够的！

① 首先，每次进食完都要认真刷牙。

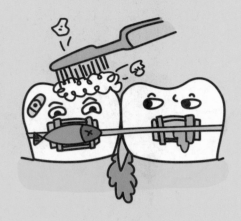

② 平时适当使用漱口水清洁口腔，形成长时间的保护。

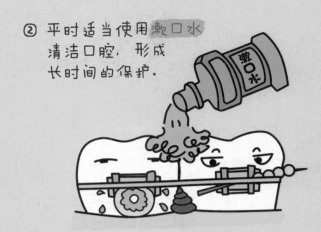

③ 普通牙刷比较难清洁到的部位可以使用牙间刷，清洁效率更高。

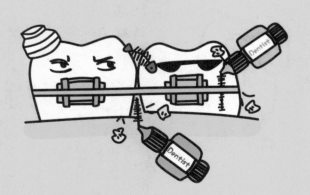

正畸期间注意口腔卫生，才能让牙齿变得既整齐，又健康！

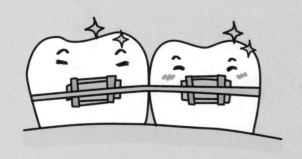

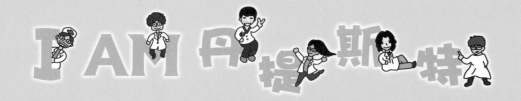

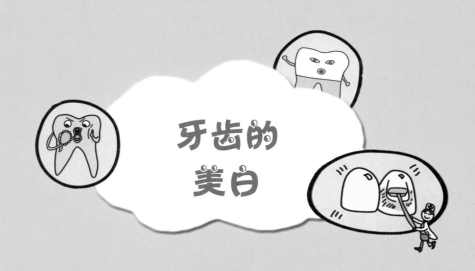

牙齿的
美白

作者：西牙医   后期：PS

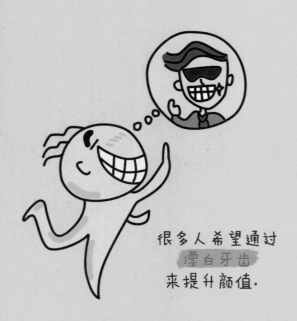

很多人希望通过
漂白牙齿
来提升颜值。

牙齿颜色不好，
有很多原因······

情况一

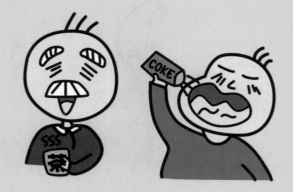

牙齿"外色素"，如烟渍、茶渍。

措施一

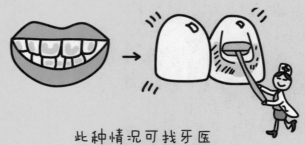

此种情况可找牙医
洁牙、抛光去掉"外色素"，
但牙齿天然的底色是不会变的哦！

情况二

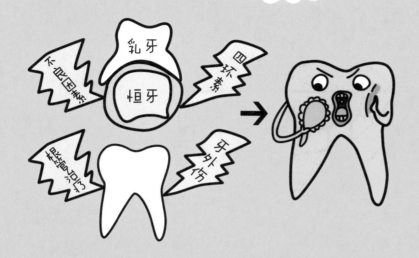

重度的 变色牙
如重度 四环素牙
重度 死髓变色牙 等。

1
2

措施二

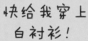

快给我穿上
白衬衫！

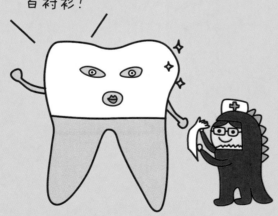

此种情况可以让牙医用 贴面或 牙冠 的方式帮助你，相当于脱掉一层牙齿的外衣，再给牙齿穿上一个白白的外套。

119

情况三

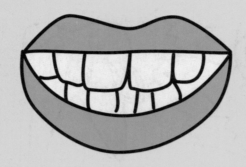

牙齿本身颜色稍黄或各种原因的变色，
如轻度四环素牙等。

1
2

措施三

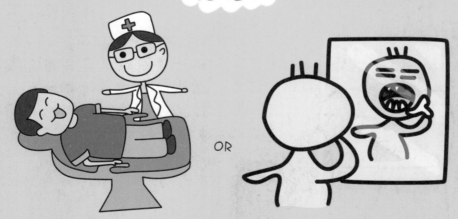

OR

此种情况可以让牙医帮你冷光美白
或自己使用美白产品。

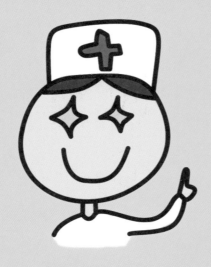

自己使用美白产品的风险有三：
①无法判断牙齿黄的原因，
　从而无法选对美白方式。
②牙齿本身有问题，如龋齿，
　美白会使病情加重。
③操作不当灼伤牙龈，
　但这个可以自行恢复。

牙医帮你冷光美白，会给你度身定制美白
托盘，减少自己操作带来的风险。

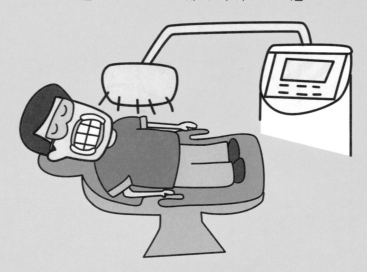

效果因人而异
有些人很好，
有些人一般。

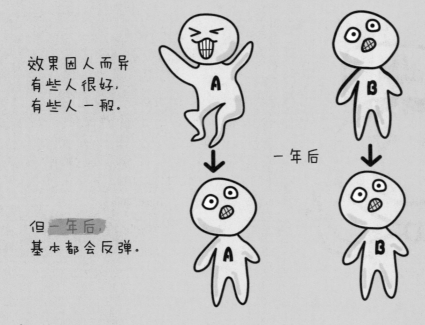

一年后

但一年后，
基本都会反弹。

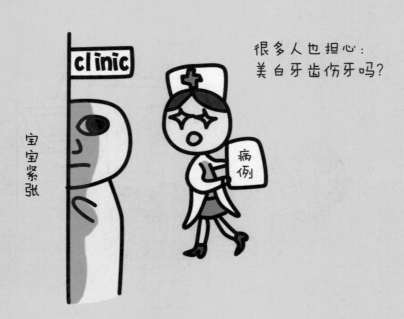

很多人也担心：
美白牙齿伤牙吗?

宝宝紧张

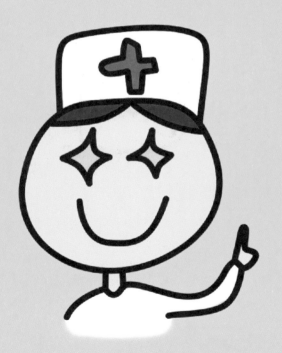

西牙医今日TIPS

①洁牙或抛光对牙齿无
伤害；

②使用贴面或牙冠，牙
齿会被磨小；

③冷光美白和使用美白
产品会让牙齿短暂敏
感，但也会恢复的！

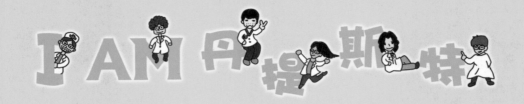

I AM 丹提斯特

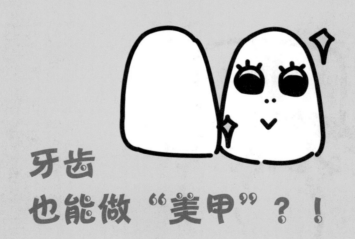

牙齿
也能做"美甲"？！

作者：DANIEL·谢　后期：曾小滨

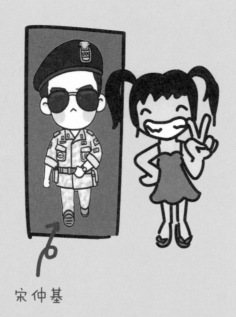

宋仲基

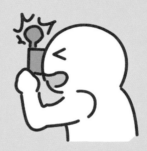

1、2、3，茄子！

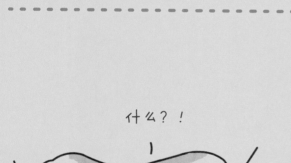

什么？！

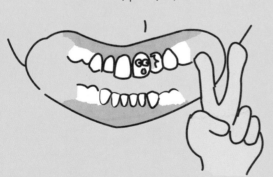

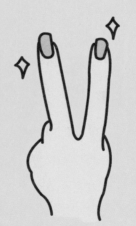

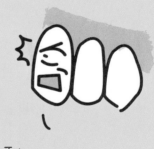

呀！
上周不是灰指甲吗？
怎么一下子就没了？

125

姐姐我做了美甲，
牙弟弟，你也可以试试.

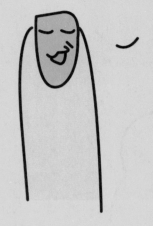

凡是有……

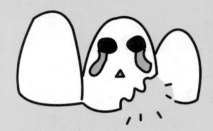

轻度
缺损

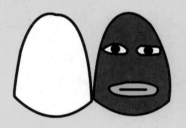

变色

1　2
3　4

畸形牙，
过小牙

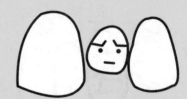

轻度
错位牙

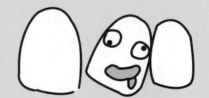

牙间隙大

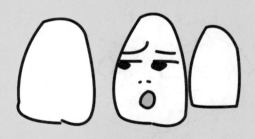

都可以改善

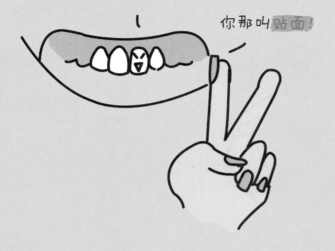

宝宝一直觉得不够美，也要做美甲！

你那叫 贴面 ！

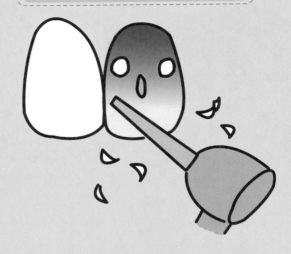

①首先要磨除部分牙体组织。

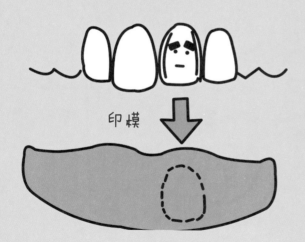

印模

②复制出该牙的外观形态。

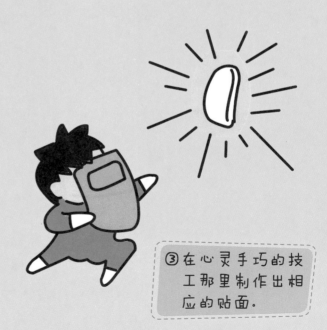

③在心灵手巧的技工那里制作出相应的贴面。

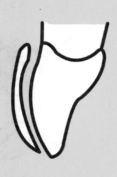

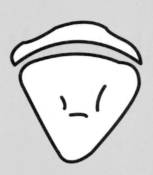

④ 这样的专属贴面
360°无死角完美
贴合牙齿。

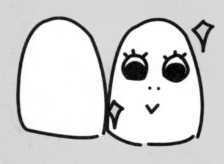

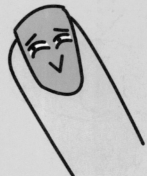

从此我们都是
美美哒!

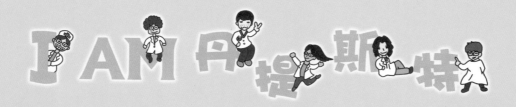

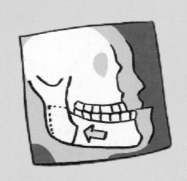

地包天也有春天

作者：刘大翔　后期：曾小滨

医生，我地包
天，想矫牙。

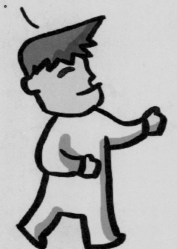
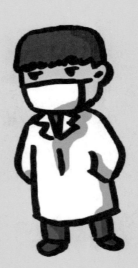

你的情况不一定适合单
纯矫牙哦，先拍张片。

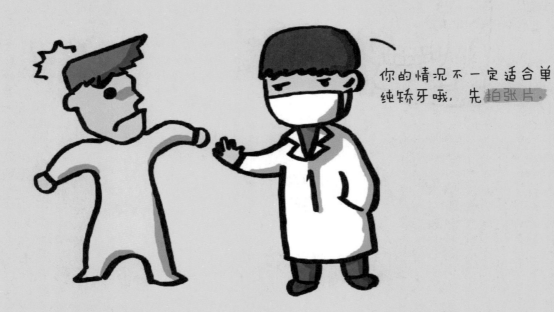

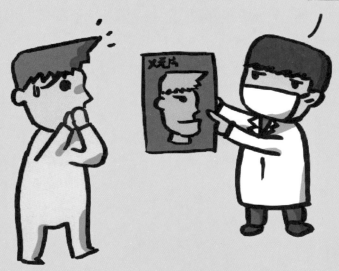

是骨头的问题，
需要手术治疗。

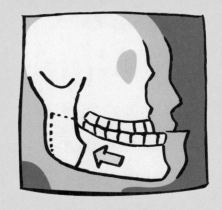

①手术切开下颌骨，
使其后退。

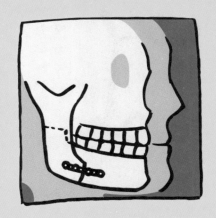

②将下颌骨固定
在正确的位置。

术后

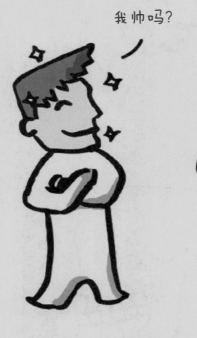

我帅吗？

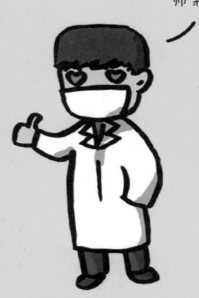

帅呆了！

刘大翔今日TIPS

部分轻微的地包天
可通过正畸纠正，
严重的成年地包天
需要正颌手术与
正畸联合治疗.

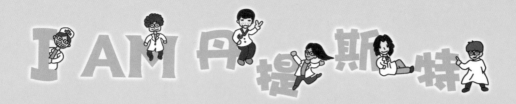

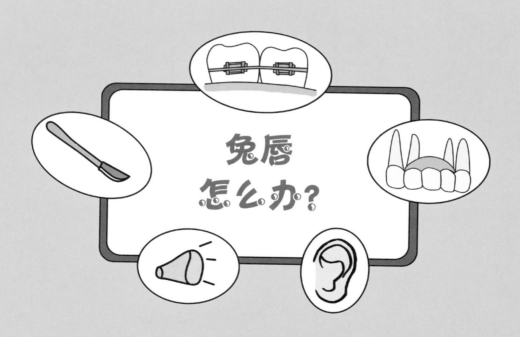

兔唇
怎么办？

作者：刘大翔　后期：PS

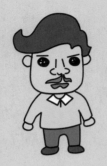

唇腭裂就是民间所说的兔唇。

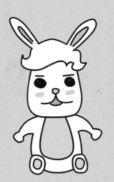

唇腭裂是一种先天性疾病。

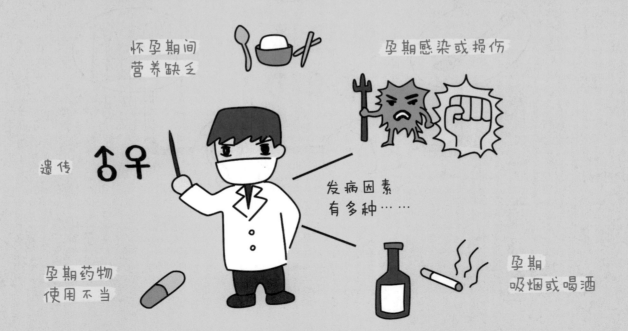

怀孕期间营养缺乏

孕期感染或损伤

遗传

发病因素有多种……

孕期药物使用不当

孕期吸烟或喝酒

如果新生儿不幸发生唇腭裂，治疗手段
应是多学科的综合序列治疗。

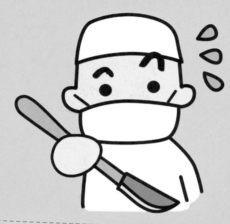

口腔颌面外科
手术修复缺损。

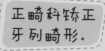 正畸科矫正
牙列畸形。

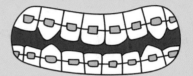

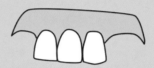

修复科修复
缺失牙。

1　2

3　4

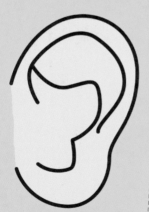

耳鼻喉科
进行
听力治疗。

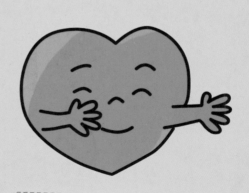

对唇腭裂患者的
心理学诊治也必不可少。

进行语音治疗和训练。

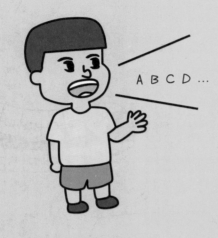

A B C D …

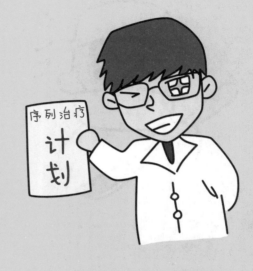

序列治疗
计划

总的来说，唇腭裂的
序列治疗是一个
多学科综合治疗的漫
长过程，贯穿患者
整个婴幼儿期至成年期。

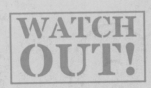

WATCH OUT!

总之，
怀孕期妈妈们
要特别小心！

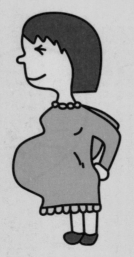

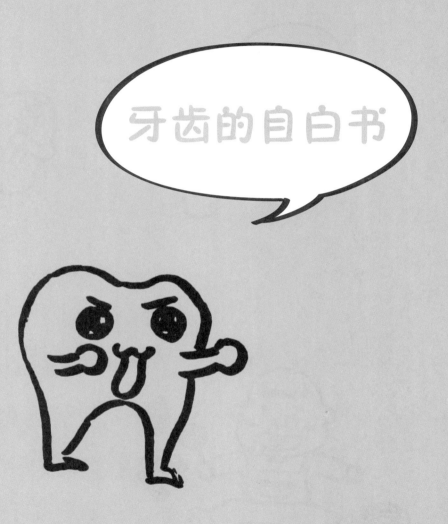

作者：刘大翔　后期：曾小滨

当你很小的时候，你还没有我们。

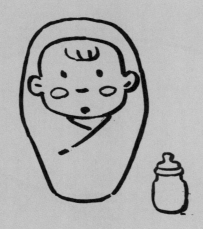

我们牙齿是你最好的朋友，
本想陪伴你一生……

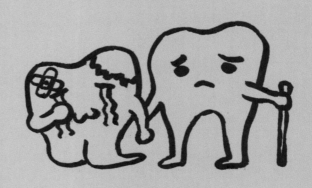

我们陪你品尝了人生最初的美味。

我们陪你一同
放声哭泣。

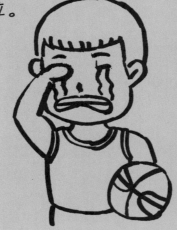

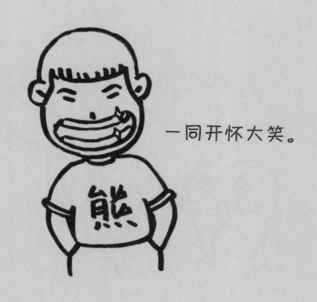

一同开怀大笑。

一同努力拼搏。

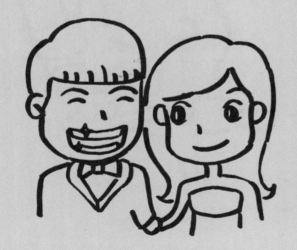

一同成长。

1 2
3 4

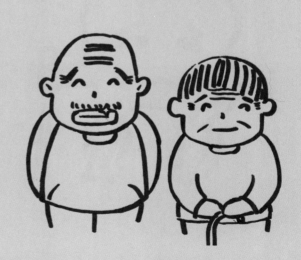

本想与你一直到老……

可你却并没有
好好爱护我们！

我上面的兄弟烂了！

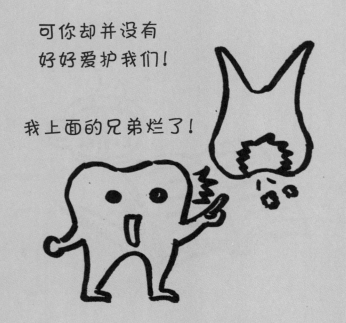

旁边的兄弟
也拔了！

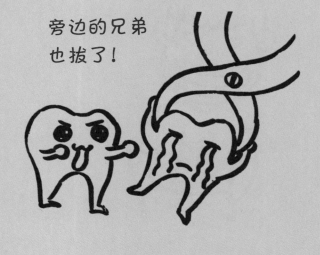

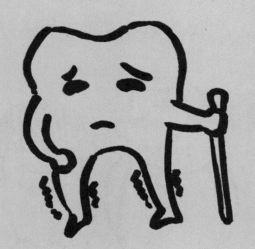

只剩下孤零零的我，
也松得快站不稳了！

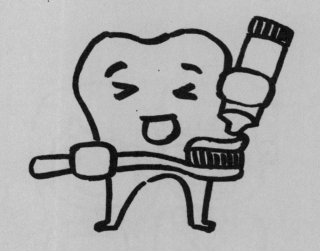

其实我们需要的
只是你简单的爱护。

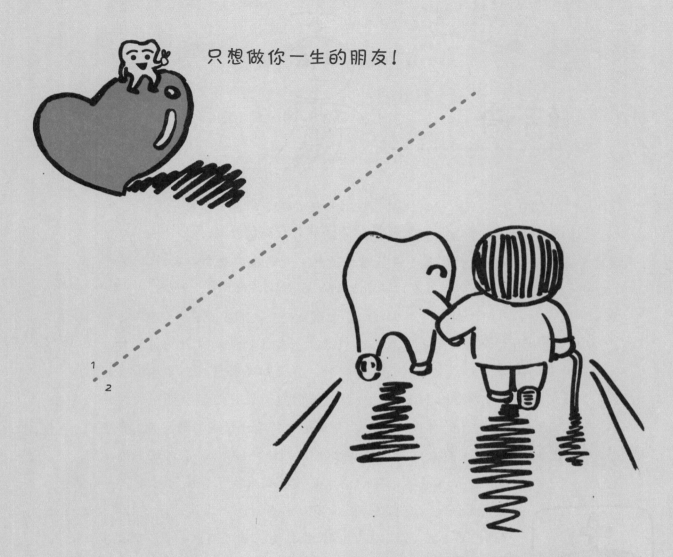

只想做你一生的朋友！

牙齿是人类最忠诚的伙伴，
穷其一生为人类的幸福生活服务，
很多人直到失去才意识到
它们的重要性。珍惜它们，爱护它们。
我是牙医，
我为牙齿的健康负责。

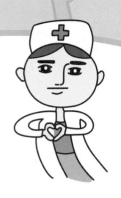

结语

　　2015年1月28日是"I AM 丹提斯特"正式和读者见面的日子，第一篇微信推送作为试水之作，我们选择了"拔牙与瘦脸"这个比较有趣的话题来吸引大家的关注。结果该文章得到了令人满意的阅读与关注量，虽然更多的原因是那奔放的画风和不羁的文字（当然也少不了亲朋好友以及老师的大力支持和推广）。于是，作为一个保健科普平台，丹提斯特在"风味独特"的路上一直走到了现在。

　　作为中山大学的口腔医学生，我们从大一就开始接触口腔保健宣传。从一开始的从旁协助，到为群众检查宣教，直至如今亲自为患者诊治疾病，我们发现群众有着各种各样的口腔健康问题。在介绍治疗计划的时候，双方都会有这样的念头：为什么当初就没有保护好我们的牙齿？然而更严峻的问题是，群众所掌握的口腔健康知识十分有限，有的还不够准确，例如有口含青蛙治牙痛的偏方导致小孩感染了寄生虫的案例。网络上的卫生保健信息良莠不齐，有的甚至对人产生误导，我们希望能利用我们的专业资源，让更多人能接受正确的健康知识，做到真正的预防先于治疗。

　　我们看准了网络及微信平台极高的传播速度和使用频率，保持每月一至两期的推送速度。每一次的内容都经过每个成员的彻夜讨论，并获得专业医生和教授严谨科学的修改意见。我们希望能以一个轻松诙谐的面孔让大家在欢乐之余更容易接受文章与漫画的内容。此外，根据读者的留言反馈，我们认真地回复每个专业问题，对文章错误之处进行公开更正，并不断地摸索研究出读者感兴趣的话题。

虽然我们的漫画以简陋闻名，但"I AM 丹提斯特"的成立并不是贪玩年轻人的一时兴起。除了漫画推送，我们团队的成员多次进行学校及社区的义诊宣教活动，服务数千民众，与政府、公司、医疗单位以及个人建立起合作关系，并获得中华口腔医学会科普项目立项并在2016年全国口腔医学年会上进行了壁报和项目展示。学校与学院给我们也提供了不少支持。

"I AM 丹提斯特"问世不足两年，没想到我们的漫画就能以《小牙医漫谈》的形式与更多人见面。可以说它汇集了我们团队这些日子以来的心血结晶，希望能给大家带来丰富的口腔保健知识，你们的需要和关注就是我们前进的动力！

"I AM 丹提斯特"不仅仅是一个科普团队的名字，更是我们正在践行的使命。丹提斯特与小牙医漫谈，我们继续努力，未完待续……

I AM 丹提斯特口腔科普团队　全体

2016年10月

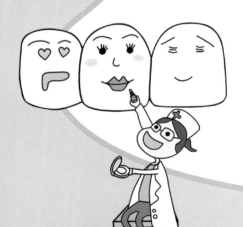

I AM 丹提斯特口腔科普团队

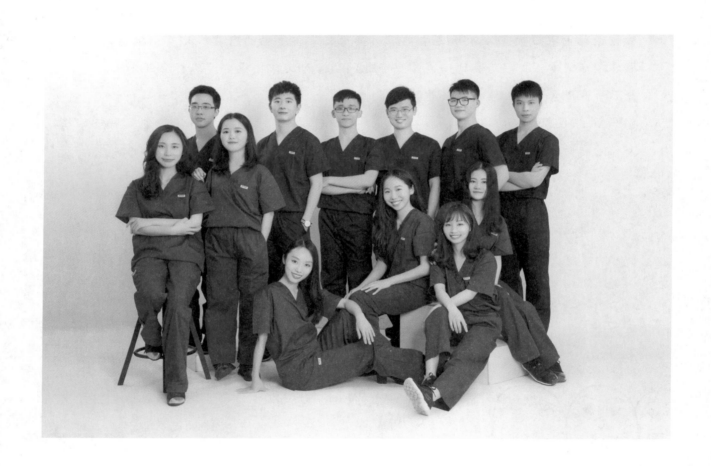

作者简介

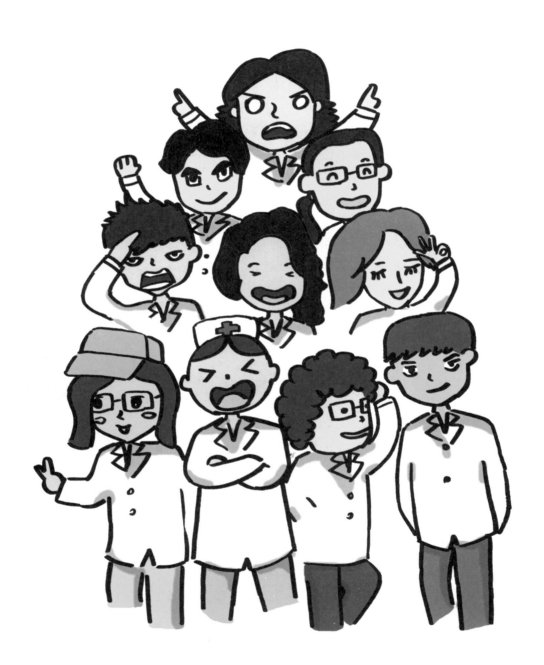

脑洞创作组

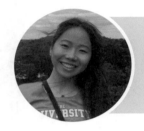 西牙医（王茜），我负责画西牙医和羊牙医系列漫画。
我有大大圆圆的脑袋，哎呀脖子好酸哦……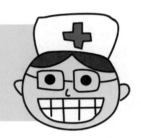

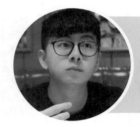 刘大翔（刘远翔），我负责漫画的手绘创作。
顶着锅盖头的帅气牙医，一不小心总是拖稿和开会迟到。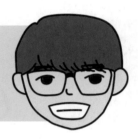

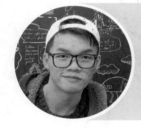 我是Daniel·谢，谢震宇。我脑洞大，只好负责手绘创作啦。
没啥特点，只是自以为长得比较好看，可以到处蹭吃蹭喝，工作商业活动请电联，去吃去耍去狂欢请直接带上我！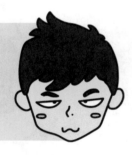

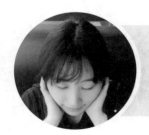 非常曼（黄伟曼），我负责手绘漫画。
爱吃爱喝爱睡觉，还爱开会走神。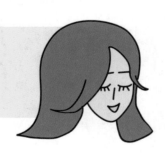

逆天后期组

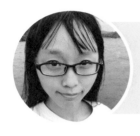
PS（黄佩珊），我负责作品后期ps。
什么？头像比本人白？来，我们好好聊聊……
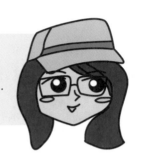

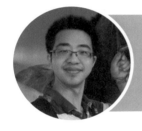
铄米米（王文铄），我负责作品文字稿。
为什么加入这个团队？因为头发长了像倒
过来的大板牙吧`<_>`
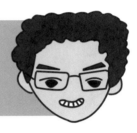

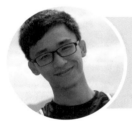
曾小演（曾演），我负责ps。
我有一个尖下巴，下巴，巴……
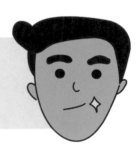

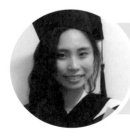
叶牙医（戴霜叶），我负责漫画配文。
我是丹提斯特驻深圳办事处负责人。

实力公关组

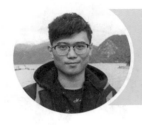 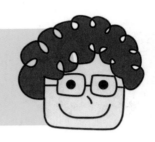

羊牙医（杨乐），我负责将大家照顾得好好的！
咩咩咩……咩咩……咩……（呼唤伙伴状）。

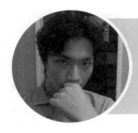 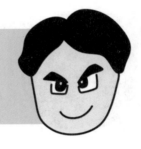

玛丽欧（欧展鹏），我负责寻找志同道合的合作伙伴！
不停变换发型，吃蘑菇变超人！

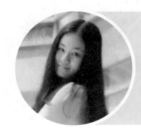 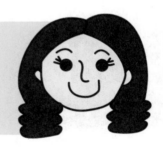

YY（喻奕），我负责微信推送的排版和团队策划。
我的特长是学术开会积极跑龙套，吃喝玩乐实力做主角。

牙宝宝的
花名册

都怪记谱法

按牙齿分为"右上、左上、右下、左下"四个区，分别用"⌐、¬、L、」"表示，每个区的牙齿用1~8编号。那么"6」"就是表示右下第6颗牙齿啦。

8 7 6 5 4 3 2 1 ｜ 1 2 3 4 5 6 7 8

"6」"

作者：非常蛋　后期：PS